Rachel Hiller (레이첼 힐러)는 영국 배스 대학의 발달 정신병리학의 임상 연구 심리학자입니다. 남호주의 소아청소년 수면 클리닉에서 인지행동치료를 전문으로 수 년간의 경력을 가졌습니다. 영국에서는 불안 기반 장애를 가진 어린이들의 가족을 돕는 데 중점을 두고 있습니다.

Micahel Gradisar (마이클 그라디사)는 호주 플린더스 대학의 임상 소아 심리학 교수이자 임상 심리학자입니다. 또한 소아청소년 수면 클리닉의 소장으로 활동하며, 수백 명의 학령기 어린이와 부모들이 밤에 더 잘 자도록 도왔습니다.

부모를 위한 실용적인 안내서

HELPING YOUR CHILD

잠 못 드는
우리 아이에게

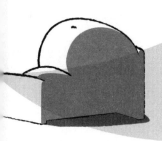

RACHEL HILLER
MICHAEL GRADISAR

역 이유진·신지윤
배순영·설승원

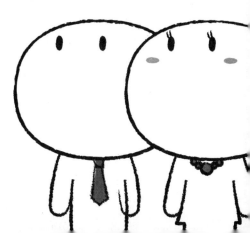

잠 못 드는 우리 아이에게

첫째판 1 쇄 인쇄 | 2024년 3월 25일
첫째판 1 쇄 발행 | 2024년 4월 2일

지 은 이 Rachel Hiller, Michael Gradisar
옮 긴 이 이유진, 신지윤, 배순영, 설승원
발 행 인 장주연
출 판 기 획 임경수
책 임 편 집 김지수, 이연성
편집디자인 조원배
표지디자인 김재욱
발 행 처 군자출판사(주)
　　　　　등록 제4-139호(1991. 6. 24)
　　　　　본사 (10881) **파주출판단지** 경기도 파주시 회동길 338(서패동 474-1)
　　　　　전화 (031) 943-1888　　　팩스 (031) 955-9545
　　　　　홈페이지 | www.koonja.co.kr

ISBN 979-11-7068-095-6

정가 15,000원

부모를 위한 실용적인 안내서

HELPING YOUR CHILD

잠 못 드는
우리 아이에게

차례

제 1 부

제 2 부

제 3 부

소개의 글

자라나는 어린 아이들에서 수면문제는 흔히 맞닥뜨릴 수 있는 어려운 문제입니다. 때론 잠을 자지 않으려고 저항하기도 하고, 혼자 자는 것을 불안해하기도 하며, 자라나는 과정 중 몽유병 증상이나 야경증 증상을 보이기도 하여 부모님들을 당황하게 하기도 합니다.

아이가 자라 청소년기에 접어들면 올빼미처럼 매우 늦게 자고 늦게 일어나는 패턴을 보이기도 하며, 사춘기나 우울 혹은 불안과 같은 정서적인 어려움을 함께 보이기도 하여 부모님들을 큰 걱정에 빠뜨리기도 합니다.

수면의학 분야에 20년 이상 몸담아 온 저도 종종 아이들의 수면문제는 그 진단과 치료에 성인의 수면 장애에 비해 더 많은 노력을 기울여야 할 때가 있었습니다. 수면문제를 보이는 아이들에 대한 대처 방법을 몰라 힘들어하는 부모님들을 보면서 이 분들을 위한 길잡이가 있었으면 좋겠다는 생각을 하던 차에 이 책을 번역하게 되어 큰 보람을 느꼈습니다. 이 책을 번역하면서 치료했던 환아, 부모님들도 떠올랐지만 한 아이의 엄마로서 아이가 잘 자지 않아 힘들었던 제 개인의 삶과 시간들을 돌아보기도 하였습니다.

저와 이 책을 함께 번역한 신지윤 교수는 정신건강의학과 전문의 취득 후 소아정신과 전임의 과정과 수면의학 전임의 과정을 모두 마치고 을지의대 정신과학 교실 조교수로 근무를 시작하였습니다. 수면문제를 가진 소아 청소년 진료에 탁월한 전문성을 갖추었다고 할 수 있을 것 입니다.

아울러 방대한 번역 작업을 함께 해 주신 배순영 교수님, 설승원 님에게 감사의 인사를 드립니다. 어린 신지윤 교수를 재우던 배순영 교수님의 양육의 경험이 이 책에 고스란히 녹아 있을 것으로 생각합니다.

마지막으로 이 책이 대한민국 어린이, 청소년의 수면문제 해결에, 부모님들의 자녀 양육에, 그리고 수면문제를 가진 아이들을 치료하는 전문가들에게 조금이라도 보탬이 되기를 바라며 제 소개의 글을 마치겠습니다.

대표 역자 이 유 진

대표 역자 이유진

이유진 교수는 이화의대를 졸업한 정신과 전문의로 대한수면의학회 학술이사, 대한신경정신의학회 총무이사를 역임하고 현재 대한수면의학회 교육이사로 수면의학 분야에서 활발한 학술활동을 펼쳐왔다. 현재 서울대학교 의과대학 정신과학 교실 교수이며 서울대병원 수면의학센터장으로 재직 중이다.

서문

발달의 어느 시점에서 많은 아이들은 수면 문제를 경험합니다. 수면 미루기는 아이들이 목 마르다, 화장실에 가고 싶다, 피곤하지 않다 등으로 표현합니다. 아마도 아이들은 학교에서 큰 시험을 앞두거나, 놀이터에서 걱정스러운 이야기를 들었을 때 평소보다 잠자리에 드는 것을 더 싫어할 것입니다. 이것은 어린 시절에 정상적인 일입니다. 그러나 어떤 상황에서 수면 문제는 수개월 혹은 수년 동안 지속될 수 있으며 밤은 스트레스, 불안, (부모와 아이의) 눈물의 시간이 될 수 있습니다. 많은 부모들은 아이들의 수면문제나 밤에 보이는 불안을 해결하는 방법을 잘 모릅니다.

우리 아이가 잠을 정상적으로 자나요? 비정상적인가요? 아이들이 잠을 못 잘 때 무시해도 되나요? 아이들과 함께 있어야 되나요? 아이들이 더 자라면 수면 문제에서 벗어날 수 있을까요?

이러한 걱정들과 함께, 수면에 대해서는 주변 모든 사람들이 어떻게 해야 하고, 어떻게 하면 안 되는지 각자의 의견을 표명합니다. 이러한 의견들을 듣는 것은 부모에게 추가적인 스트레스를 유발합니다.

수면에 관한 책은 우리 주변에서 쉽게 구할 수 있습니다. 그러나 동네 서점이나 온라인으로 책을 찾아보면 많은 책들은 유아기의 수면이나 성인기의 수면(예를 들어 불면증)에 초점을 두고 있는 것을 알 수 있습니다. **성장기 아이들**의 수면에 대해서는 거의 정보가 없습니다. 이것은 큰 문제이며, 어느 시점에서 거의 절반 정도되는 아이들이 수면 문제를 겪는다고 알려져 있습니다. 또, 우리의 임상 경험에 따르면 많은 부모들이 아이들의 수면을 돕기 위해 가장 좋은 방법을 시도하느라 몇 달 혹은 몇 년을 보냅니다. 부모들이 다양한 의견들과 방법들 중에 자녀의 수면을 도울 수 있는 가장 좋은 방법이 무엇인지 알아내는 것은 매우 어렵습니다. 현재 알아낼 수 있는 최고의 과학적 정보를 기반으로, 우리는 부모들이 자녀의 수면을 도와주기 위한 방법들을 배울 수 있는 자원에 다가갈 수 있으면 좋겠습니다. 따라서 이 책을 통해서 우리는 어떻게 부모가 자녀의 수면 문제 극복을 도울 수 있는지에 대해 단계별 정보를 제공할 것입니다. 이 책은 5세부터 12세 정도의 아이들에 초점을 맞추고 있지만, 조금 더 나이가 어리거나 조금 더 나이가 많은 아이들의 수면에서도 비슷한 양상을 보이므로 이러한 방법들이 도움이 될 것입니다.

그래서 우리는 누구인가?

우리는 둘 다 어린이, 청소년, 그들의 가족과 작업하는 임상 심리학자들입니다. 지난 16년 간 Michael은 어린이, 청소년, 성인의 수면 문제문제에 대해 연구했습니다. 2005년에 그는 사우스 오스트레일리아의 Flinders 대학에서 아이와 청소년을 대상으로 한 수면 클리닉을 열었으며 아이들의 수면 장애를 대상으로 한 인지 행동 치료의 영역을 개척했습니다. 2011년, Rachel이 이 클리닉을 함께 운영하기 시작했으며 그녀는 어린이와 청소년의 수면 문제를 대상으로 한 인지 행동 치료 전문가입니다. 이후 그녀는 영국으로 가서 아동 심리학 분야의 연구와 임상 업무를 지속했습니다.

임상과 연구를 통해 우리는 수면 문제에 시달리고 있는 수 많은 아이들과 가족들을 보았습니다. 우리가 봤던 가족들은 각각 특이한 점이 있었지만, 우리는 부모들 이야기에서 많은 공통점들을 발견했습니다. 많은 부모들은 특히 불안으로부터 시작된 아이들의 수면 문제에 대응하는 가장 좋은 방법을 잘 모르고 있었습니다. 클리닉을 찾은 시점에 상당수는 자녀의 수면 문제로 몇 년 혹은 십 년 이상 시달렸습니다. 아마도 몇 년간은 감당할 수 있었을 것입니다. 그들은 자녀가 잠에 드는 동안 함께 앉아 있었을 것이고 15분 정도 밖에 걸리지 않았을 것입니다. 아이들은 부모의 침대에서 잠을 잤을 수도 있지만 한동안은 괜찮았을 것입니다. 주로 아이들이 학령기(예를 들어 약 4-5세)에 접어들 때, 수면 문제가 감당하기 어려워졌을 것입니다. 아이들 수면 문제로 가족들 저녁시간 모두를 할 애해야 했을 것입니다. 부모는 수년간 침대에서 잘 수 없거나 저녁 시간에 스스로를 위한 시간을 전혀 가지지 못했을 것입 니다. 부모들은 밤에 깨어 있느라 수면 부족에 시달렸을지도 모릅니다. 물론 부모들은 자녀의 과도한 불안과 만약 자녀가 수면부족이라면 어떻게 해야 할지 대해 더 걱정을 합니다. 자 녀는 학교 캠프나 여행, 친구집에서 자고 오는 것, 심지어 친 척들과 함께 지내는 것에 대해 불안감을 느낄지도 모릅니다. 어떤 경우에는 자녀가 이러한 것들을 하는 데에는 어려움이 없지만, 엄마, 아빠와 함께 집에 있을 때 잠들기 어려워할 수 도 있습니다. 이는 주변 모든 사람에게 스트레스와 불안을 야 기하기도 합니다.

　　이 책에서 우리는 임상에서 자주 보던 다양한 수면 문제에 대해 다룹니다. 여기에는 부모 없이 잠에 드는 것을 매우 어 려워하는 아이들과 밤 동안 매우 불안해 하는 아이들이 포함 됩니다. 또한 우리는 사건수면(예를 들어 잠을 자는 동안 행 동을 보이는 것), 야뇨증, 몽유병, 악몽 등을 다룰 것입니다. 우리가 이 책에서 다룰 접근법은 우리가 임상 경험에 썼던 방 법과 동일한 것이며, 제공하는 사례들은 우리가 지난 몇 년 동안 봐온 여러 가족들의 이야기입니다(이름은 바꿔서 제시 할 것입니다). 치료는 인지 행동적 접근을 기반으로 합니다. 이러한 접근은 본래 불면증에 시달리는 성인들을 위한 치료 로 만들어졌지만 수 년 동안 아이들에게 적용하도록 수정되 었습니다. 더 중요하게는 이러한 치료법들에 대한 연구들이 진행되었고, 아동 수면 문제를 치료하는 데 상당히 효과적이라는 것이 연구를 통해 입증됐습니다. 수면장애를 대상으로 한 인지 행동 치료법들은 특히 불안과 연관된 어린이 수면 문제들을 개선하는 데 최선의 방법입니다(즉, 현재의 증거를 기반으로 전문가들이 추천하는 기법들입니다).

하지만 시작하기에 앞서, 아이들이 밤에 매우 불안해할 때 아이들의 수면에 대해 많은 부모들이 죄책감을 느낀다는 사실을, 우리 또한 인지하고 있습니다. 어떠한 부모도 아이가 불안해하거나 괴로워하는 것을 보기를 원치 않습니다. 임상에서 부모들은 이러한 질문을 때때로 합니다.

제가 원인인가요? 제가 더 안 좋게 만들고 있나요?

때때로 심지어는 친척이나 친구가 하는 선의의 조언이 부모를 실패했다고 느끼게 만들 수 있습니다. 그럼에도 불구하고 이 책의 1부에서 일부 다루겠지만, 다양한 요인들이 수면 문제를 일으킬 수 있다는 것을 명심하는 것이 중요합니다. 수면 문제는 하나의 원인으로 일어나는 경우는 거의 없습니다. 그렇지만 부모는 아이의 수면 문제를 극복하는 것을 돕기 위한 열쇠를 쥐고 있습니다. 이 책의 목적은 부모와 아이가 밤 동안 아이의 걱정을 마주하는 능력을 갖추고, 더 나은 수면을 회복하도록 돕는 것입니다. 이것은 단기적으로는 불안을 줄이지만 장기적으로는 우리도 모르게 수면 문제를 지속시키는 것에 기여했던 수면 습관을 찾아내고 변화시키는 것을 통해 가능할 것입니다. 최종적으로 우리의 바람은 이 책이 부모가 더 자신감을 찾게 하고 아이들의 수면 문제를 돕는 데 힘을 실어 주어, 온 가족이 더 나은 잠을 잘 수 있도록 하는 것입니다.

서론

　이 책은 3부로 나누어져 있습니다. 1부에서는 아이들의 수면에 대한 이야기, 아이에게 수면 문제가 있다는 사실을 어떻게 알 수 있는지, 수면 문제가 어떻게 발생하는지, 수면과 불안이 어떻게 관련되어 있는지 등 수면이 '어떻게 생겼는지'에 대해 다룹니다.

　2부에서 우리는 아이가 수면 문제를 극복하는 데에 부모가 도움을 줄 수 있도록 단계별 방법을 소개할 것입니다. 이 장에서는 불안과 관련된 수면 문제에 초점을 맞춥니다. 예를 들면 부모가 없는 상황에서 아이가 잠에 들지 못할 때, 잠에 드는 것을 매우 싫어할 때, 혹은 부모의 침대에서 잠을 자야할 때 등을 다룹니다. 우리는 부모나 보호자 없는 상황에서 처음 잠에 들려고 할 때 또는 밤 중에 깼을 때 수면에 많은 어려움을 겪는 아이들을 위한 두 가지 방법에 대한 설명으로 시작할 것입니다. 첫 번째 방법은 취침시간 제한입니다(아마 비교적 간단한 기술인 것에 비해 조금 놀라게 하는 이름일 것입니다!). 그 다음으로 이와 비슷한 방법인 수면 제한에 대해 다룹니다. 임상과 연구에서 수백 명의 가족들에게 사용한 이러한 치료법들은 실행하는 데에 수 주 정도 소요되도록 설계되었으며 (어떤 가족에게는 수면 문제가 1주 정도만에 해결되기도 합니다) 아이의 수면을 호전시키는 데에 첫 단계로 권고합니다. 이 방법들은 자녀의 수면 질을 향상시키도록 만들어졌습니다. 잠에 더 빨리 들고 밤에 수면을 잘 유지하도록 돕습니다. 많은 경우에 이러한 단기 치료는 아이들의 수면 문제를 없애는 데에 도움이 됩니다.

하지만 매우 불안한 아이들에게는 추가적인 도움이 필요합니다. 따라서 2부에서는 아이가 불안을 마주하는 데에 도움이 될 수 있는 단계별 정보를 다룹니다. 먼저 나이가 더 많은 아이들의(예를 들면 8세 이상의 아이들) 부모를 위해, 어떻게 부모가 자녀의 불안과 걱정을 이해하고 다룰 수 있도록 도와야 하는 지를 설명합니다. 그 다음 어떠한 나이의 아이든지 조금씩 불안을 마주하도록 도울 수 있는 방법을 설명합니다.

이러한 방법의 대상은 혼자 자는 것이 불안한 아이들이지만, 많은 아이들이 악몽, 몽유병, 야뇨증(사건수면이라고 불리는 여러 문제들)을 포함한 다른 수면장애들도 겪습니다. 따라서 3부에서 우리는 사건 수면에 시달리는 아이를 돕기 위해 어떻게 해야 하는지를 집중적으로 다룹니다. 마찬가지로 이러한 문제를 다루는 단계별 가이드를 소개할 것입니다.

마지막으로 자녀의 수면이 좋아지고 난 이후에도 그 누구도 잠을 항상 잘 자는 것은 아니라는 것을 명심하는 것이 중요합니다(우리 모두 경험한 적이 있을 것입니다!). 다시 안 좋은 수면 패턴으로 돌아가는 '일시적인 문제점'이 있을 수 있습니다. 따라서 3부에서는 자녀가 청소년이 되었을 때를 포함해서 좋은 수면을 유지하도록 도울 수 있는 팁과 요령들에 대한 전반을 다룰 것입니다.

약어

    이 책에서는 몇 가지 중요한 약어를 사용할 것입니다. 우리는 해당 의미를 반복해서 상기시킬 것입니다. 우리는 연구 및 임상에서 사용하는 약어를 동일하게 사용했으며, 이는 부모들이 연구 논문을 추가로 읽기를 선호할 수 있기 때문이고, (예, Google Scholar에서 검색) 우리는 부모들이 그렇게 할 자신감을 가질 수 있도록 하고자 합니다. 그러나 이를 위해서는 올바른 용어를 알고 있어야 합니다. 이에 관련된 정의를 아래에 제공했으므로 필요할 때 언제든지 참고하길 바랍니다.

SOL = 수면잠복기(Sleep onset latency, SOL): 아이가 밤에 잠드는데 걸리는 시간입니다.

WASO = 입면후 각성시간(Wake after sleep onset, WASO): 밤에 자는 동안 (잠에 들고 아침에 깨어나기 전) 깨어있는 총 시간입니다.

TST = 총 수면 시간(Total sleep time, TST): 밤 동안의 총 수면시간입니다.

TIB = 침대에 누워 있는 시간(Time in bed, TIB): 침대에 누운 시점부터 침대에서 벗어날 때까지의 총 시간입니다.

제 1 부

제 1 장

수면: 어떤 모습이며, 얼마나 자야 하며, 충분히 자는 것인가요?

수면은 어떤 모습인가요?

클리닉에서 만나는 가족들과 하는 첫 번째 이야기 중 하나는 수면이 '어떤 모습인가'입니다. 우리는 진료실에서 화이트보드에 아래 그래프(**그림 1**)와 같은 도표를 그림으로 그려 설명합니다. 수면이 보통 어떤 모습인지를 이해하는 것은 자녀가 특정 수면 문제를 보이는 이유와 이러한 문제를 해결하기 위해 어떻게 해야 하는지를 알기 위한 중요한 단계입니다.

그림 1은 평균적으로 잘 자는 사람의 전형적인 9시간 수면을 보여줍니다. x축(가로 선)은 밤 중의 수면 시간, y축(세로 선)은 수면의 깊이를 나타냅니다. 얕은 단계의 수면은 그래프 y축 상에서 위쪽에 표시했으며 깊은 단계의 수면은 아래쪽에 표시했습니다. 많은 사람들은 우리가 잠들 때 몇 시간 정도 지속되는 깊은 잠을 자며, 점차 아침에 깨어난다고 생각합니다. 그러나 이것은 사실이 아닙니다. **그림 1**에서 볼 수 있듯이 잠을 자는 동안 우리는 몇 번의 수면 주기를 경험합니다.

이것은 우리가 아이들에게 설명할 때 수면이 롤러코스터 같다고 이야기하는 이유입니다. 수면 주기는 90분(1.5시간) 정도 지속되고 우리는 밤 동안 몇 번의 주기를 갖습니다. 이러한 주기를 살펴보면 밤 중에 잠시 깨는 것은 매우 정상적이라는 것을 알 수 있습니다. 자녀가 밤 중에 깨어나는 것이 이러한 수면 주기와 맞는다는 것을 알 수 있습니다. 즉, 아이들은 약 90분 주기에(잠에 들고나서 1시간 반 이후, 3시간 이후, 4시간 반, 6시간 등) 맞춰 깹니다. 이것은 그들이 얕은 수면 단계에서 깨어났을 가능성이 있다는 의미입니다. 물론 잠시 깨는 것은 정상적인 일이지만, 밤 중에 깨는 것은 (1) 만약 아이들이 다시 잠에 드는 것이 불가능하거나 (2) 너무 자주 깬다면 문제가 될 수 있겠습니다. 만약 다시 잠드는 것이 가능하지만 부모가 같이 있을 때, 혹은 부모의 침실에 있을 때만 가능하다면 이것도 문제일 수 있겠습니다.

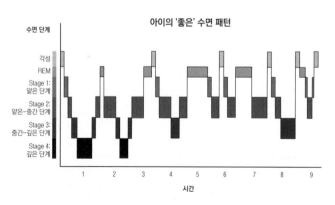

그림 1. 학령기 아이들의 야간에 다양한 단계의 수면

　다른 단계의 수면은 어떠한가요? 자료 1의 'Awake(각성)' 부근에서 '렘(REM) 수면'이라는 단계를 볼 수 있을 것입니다. REM은 'rapid eye movement(빠른 안구 운동)'을 뜻하며, 바로 이 단계의 수면에서 일어납니다. 우리의 안구는 눈꺼풀 아래에서 빠르게 움직이고 있습니다. 그 뿐만 아니라 더 빠르게 호흡하며, 심장은 더 빠르게 뛰고, 더 중요하게는 뇌 활동이 활발합니다. 사실 REM수면 단계에서 일어나는 뇌 활동은 각성 시의 뇌 활동과 비슷하게 보일 수 있습니다. REM 수면 상태에서 우리의 생각은 어떠할까요? REM 수면 상태에 있는 사람을 깨운다면, 방금 꿈꾼 것 같다고 이야기할 가능성이 높습니다. 하지만 REM 수면은 특이한 점이 있습니다. 우리의 근육은 긍정적인 이유로 마비가 됩니다. 만약 그렇지 않다면 우리는 꿈을 행동화할 것입니다. 이는 흥미로운 이야기로 들리긴 하지만, 다른 한편으로 'REM 수면 행동 장애'라는 수면 장애를 가진 사람이 있습니다. 이러한 사람들은 실제 꿈을 행동화하여 다칠 수 있습니다. 예를 들어 몇 년 전 우리가 봤던 한 성인은 쫓기는 꿈을 꿨다고 우리에게 이야기했습니다. 이러한 꿈을 꾸는 것은 반복적으로 일어났습니다. 그는 아직 꿈 속에 있는 동안에 침대에서 일어나서 침실을 뛰쳐나가 말 그대로 유리를 깨고 뒷문을 통과해 달려 갔습니다. 하지만 이것 또한 그를 깨우진 못했습니다. 이 예시에서 볼 수 있듯이, 근육 마비는 우리를 보호하는 기능이 있습니다. REM수면은 능동적인 단계이지만 아직 우리는 잠을 자고 있다는 점에서 모순적입니다.

　　자녀가 꿈을 기억하든지 못하든지 간에 REM 수면에서 깨어났다고 상상해봅시다. 아이의 심장은 빠르게 뛰고 있을 것이며, 호흡은 더 빨라지고, 정신은 더 활발하게 작동할 것입니다. 이러한 모든 감각을 느끼며 어둠 속에서 다시 누워서 잠에 드는 것이 얼마나 어려울지 생각해봅시다. 만약 밤 중에 자녀가 당신을 깨운다면, 그들의 생각과 몸이 꽤 활동적인 상태라는 것을 기억해야 합니다. 이것은 필연적으로 아이들의 마음과 몸이 잠에 들기에 충분히 안정된 상태가 되려면, 시간이 필요하다는 것을 의미합니다. 이 책에서 우리는 아이들이 이렇게 잠에서 깨는 상황을 줄일 수 있는 몇 가지 방법들을 다루려고 합니다. 그리고 잠에서 깨어나고 정신이 초롱초롱한 상태여도 연습을 통해 다시 잠에 들 수 있게 돕는 추가적인 방법들을 소개하겠습니다.

　　'아이가 밤에 당신을 깨운다면 정신과 몸이 꽤 활동적인 상태일 수도 있다는 것을 기억하십시오.'

　　마지막으로, **그림** 1에서 'non-REM(비렘)' 수면 단계로 알려진 1-4단계를 볼 수 있습니다. 이러한 단계들 중에서 1단계는 가장 얕은 수면이고 4단계는 가장 깊은 수면입니다. 1단계 수면은 너무 얕기 때문에 감지하기 매우 어려운 단계의 수면입니다. 하지만 우리 주변을 무시하게 되는 초반부에 해당합니다. 만약 1단계 수면에서 깬다면 주변 환경, 심지어 외부 환경 소리를 기억해낼 수 있지만, 우리의 기억은 점차 흐릿해질 것입니다. 이 단계를 설명하기 위해 우리는 영화 도중에 조는 부모의 예시를 듭니다. 처음에는 크게 숨을 쉬기 시작하거나 작게 코를 골 수 있습니다. 하지만 쿡쿡 찌르며 깨우면, 잠이 든 적이 없다고 주장할 것입니다. 심지어 영화의 어렴풋한 세부사항들을 몇몇 정도 기억해낼 수도 있습니다. 2단계 수면은 중간 정도 깊이의 수면이며 야간 수면의 많은 부분을 차지합니다(특히 밤의 후반부에서). 2단계 수면은 짧은 낮잠에서 깨어났을 때의 잠으로 가장 잘 설명됩니다. 입에서 느껴지는 재밌는 맛 때문에 깨어나기도 하며 잠이 들었다고 생각할 수 있지만 깊은 잠은 아닙니다. 마지막으로 3, 4단계는 깊은 잠에 해당합니다. 4단계는 3단계보다 더 깊은 잠입니다. 이러한 단계에서 누군가, 특히 아이를 깨우는 것은 매우 힘듭니다. 아이들은 매우 졸려 하거나 쉽게 잠에 다시 들 것입니다.

그림 1에서 볼 수 있듯이 대부분의 깊은 잠은 수면의 전반부에서 나타납니다. 이것은 깊은 잠이 '수면압'이라고 불리는 개념과 관련 있기 때문입니다. 수면압은 우리가 잠 드는 이유, 그리고 잠이 언제 드는가를 잘 설명해주는 두 가지 중요 요인 중 하나입니다(다른 요인은 일주기 리듬이라고 불리는 인체 내부의 생체 시계입니다). 수면압은 생후 2개월에 발달하기 시작하며 우리의 삶 전체에서 일어나는 생물학적 과정입니다. 우리가 이것을 강조하는 이유는 수면압이 어떻게 작용하는지를 이해하면 아이의 수면압을 조절하는 것을 배울 수 있으므로 더 빨리 잠에 들게 하거나 밤중에 깨는 것을 줄일 수 있습니다. 수면압은 이 책에서 나중에 다루는 행동학적

수면 테크닉의 중요 요소입니다.

아이가 몇 시간 정도 자야 하나요?

이 질문은 부모들에게 우리가 자주 듣는 질문 중 하나입니다. 아마 아이가 형제 자매나 친구들만큼 잠을 자지 않는 것처럼 보이며, 적은 양의 수면이 아이의 삶에 영향을 미칠 것이라는 생각이 들 것입니다. 많은 부모들은 다양한 미디어(TV나 라디오 등)를 통해 학령기 아이들은 밤에 10시간 정도 잠을 자야 한다고 들었을 수도 있습니다.

부모에게 시행한 설문조사를 통해 (활동 계측기와 같은 기계로 측정하는 것이 아니라, 부모에게 아이의 수면에 대한 질문에 답하도록 하는 설문조사) 수천 명의 학령기 아이들의 수면을 분석한 많은 연구들이 있습니다. 미국에서 진행한 국립수면재단(National Sleep Foundation) 설문조사(검색 창에 'national sleep foundation polls' 라고 치면 나올 것입니다), 유럽, 호주 등 전세계에서 진행한 조사를 포함합니다. 이러한 연구들의 대다수는 다양한 연령대 아이들의 평균 수면시간에 대한 자료를 제공합니다. 그리고 이 평균은 사람들이 관심을 갖는 것이기도 합니다. 실제로 아이들이 필요한 수면 시간은 키, 발 사이즈, 몸무게 등과 같이 개인 차가 있습니다. 예를 들면, 8세 아이의 평균 수면 시간은 대략 10시간이지만 8세 아이의 약 80%는 9시간에서 11시간 정도를 잡니다. 적게 자는 것이 항상 수면 문제를 의미하는 것은 아닙니다. 우리는 부모에게 아이의 수면 시간이 아니라 수면의 질, 더 중요하게는 아이가 낮에 어떻게 지내는가에 집중해야 한다고 이야기합니다. 따라서 밤에 자는 잠이 낮에 활동하기에 충분한다면 심각한 수면 문제가 아닐 수 있습니다. 모든 인간은 수면 시간이 각자 다르며, 얼마나 자야 하는지도 다릅니다.

'우리는 부모에게 아이의 수면 시간이 아니라 수면의 질, 더 중요하게는 아이가 낮에 어떻게 지내는가에 집중해야 한다고 이야기합니다.'

그림 2는 아이들의 수면 양에 대한 '종형 곡선'을 나타냅니다. 종형 곡선은 특정한 측정치의 정상분포를 보여줍니다. Y축은 아이들의 숫자이고, X축은 수면 시간입니다. 이 곡선이 11세 아이들의 전형적 분포라고 생각해봅시다. 평균적인 11세 아이는 10시간을 자야 할 것입니다. 그러나 동일한 나이의 어떤 아이들은 12시간을 자야 하며, 어떤 아이들은 8시간만 자도 될 것입니다. 필요한 수면의 양은 어떤 나이든 개인마다 큰 차이가 있습니다. 심지어 우리는 2-3시간 정도만 자도 되는 성인과 함께 작업한 적도 있습니다!

종형 곡선을 아이들에게 설명할 때, 우리는 키를 예시로 듭니다. 특정 나이의 아이들 중 약 60-70%는 '평균 키' 범위에 속할 것입니다. 키가 매우 큰 아이들은 적기 때문에, 곡선의 오른쪽 부분은 높이가 더 낮을 것입니다. 그리고 이것은 키가 매우 작은 아이들의 분포에서도 마찬가지입니다. 아이들은 반이나, 같은 학년에서 가장 크고 가장 작은 아이를 생각하면 이 예시를 이해할 수 있습니다.

특히 자녀가 충분히 잠을 못 자거나 너무 오래 자는 것 때문에 걱정하는 경우에, 자녀가 얼마나 잠을 자는지 이야기 해주기 위해 이 예시를 들고 싶을 수도 있습니다. 그러나 자녀가 충분히 잠을 못 자는 것일까 걱정하는 부모들에게 이 정보는 유용합니다.

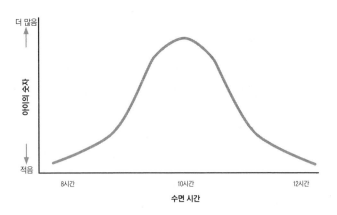

그림 2. 대부분의 아이들이 10시간 동안 자며, 더 적은 수의 아이들이 8시간 혹은 12시간 정도 잔다는 것을 보여주는 종형곡선

그래서 자녀가 충분히 잠을 자는지 어떻게 아나요?

자녀가 충분한 수면을 취하는지 알 수 있는 가장 좋은 방법은 낮 동안 어떻게 활동하는지 보는 것입니다. 아이가 낮 동안 잘 지내나요? 여기서 우리는 '최적의 활동 상태'라는 표현을 쓰지는 않습니다. 왜냐하면 아이들을 포함해서 대부분의 사람들이 하루 또는 일주일 동안 매일 최적의 상태로 활동하는 것은 아니기 때문입니다. 학교에서(등교 전 또는 하교 후도 마찬가지 입니다.) 아이가 잘 활동한다면 필요한만큼 충분한 양의 잠을 자고 있는 것입니다.

만약 아이가 하루동안 잘 활동하지 못한다고 부모가 답한다면 등교 전 아침, 혹은 하교 후에 그러한 모습을 발견했거나, 학교에서 선생님에게 아이가 활동을 잘 못한다고(혹은 힘들어 보인다고) 들었을 것입니다. 아래는 수면을 잘 취하지 못함으로써 아이가 보일 수 있는 모습들입니다. 모든 아이들이 이것을 경험하는 것은 아닙니다. 다시 말해 학령기 아이들은 충분한 잠을 자지 못하는 것에 대한 반응이 서로 다릅니다. 아이가 이 중에 하나 혹은 그 이상의 것들을 경험하는지의 여부와는 상관없이, 더 중요한 것은 아이와 여러분의 삶에 얼마나 영향을 미치는지입니다.

필요한 만큼 수면을 취하지 못하는 아이들이 보이는 모습
아침
- 침대에서 일어나는 것을 힘들어 합니다.
- 잠에서 깨는 것을 힘들어 합니다(다시 잠에 듭니다).
- 힘들어하거나 졸려 합니다.
- 짜증내거나 투덜댑니다.

- 아침에 식욕이 없습니다.
- 학교에 갈 준비를 하는 데에 집중하지 못 합니다.
- 두통, 복통 등 아픈 곳이 있습니다.

학교에서
- 집중하는 데에 어려움을 겪습니다.
- 정보를 기억하는 데에 어려움을 겪습니다.
- 졸려 하고 힘들어 하거나 짜증을 냅니다.
- 학교 성적이 나빠집니다.
- 평소만큼 사람들과 어울리지 않습니다.
- 사물이나 다른 사람에게 짜증을 냅니다.
- 계속 하품을 합니다.

하교 후
- 따분해 하거나 의욕이 없습니다.
- 눕거나 침대로 가고 싶어합니다.
- 실제로 잠들거나 낮잠을 잡니다.
- 활동에 참여하고 싶어하지 않습니다.

    더 중요하게는, 아이가 충분한 잠을 자고 있다고 해도 수면 문제를 가지고 있을 수 있습니다. 실제로 우리가 클리닉에서 보는 많은 아이들은 충분한 잠을 자며 낮 동안 잘 활동합니다. 그러나 밤에는 높은 수준의 불안으로 괴로워하며 혼자 자는 것이 불가능할 수 있습니다.

제 **2** 장

아이에게 수면 문제가 있다는 것을
판단하는 방법

만약 이 책을 읽고 있다면 아이가 수면 문제가 있다고 의심하고 있을 가능성이 높습니다. 소아 수면 전문가 Dr Richard Ferber은 건강 관련 전문가뿐만 아니라 아이의 부모에 의해 수면 문제가 진단될 수 있다고 합니다. 우리는 이 견해에 동의합니다. 부모는 아이가 수면 문제를 가지는가에 대한 가장 좋은 평가자입니다. 수면문제의 몇 가지 증상들은 아래 리스트에 명시되어 있습니다. 물론, 가끔 잠 드는 데 어려움을 겪는 것은 (아이와 어른에게) 정상적인 일입니다. 우리가 위에서 말했던 것과 같이, 어떠한 사람의 수면도 항상 완벽할 수는 없습니다. 그러나 만약 아래에 제시된 문제들이 일주일 동안 여러 번 발생하고 몇 달 동안 지속된다면, 이것은 자녀가 수면 문제가 있다고 볼 수 있습니다.

문제가 되는 야간 행동들(지속적일 경우)

- 자는 것을 거부하거나, 피합니다.
- 밤에 불안을 느끼거나, 자는 것을 불안해합니다.
- 잠을 자기 위해서 부모나 형제가 침실에 같이 있어야 합니다.
- 잠에 들기 위해서 부모가 침실 근처에서(예를 들어 옆 방에서) 깨어 있는 상태로 있기를 원합니다.
- 부모의 침대나 침실(예를 들어 바닥에 있는 메트리스에서)에서 잠을 잡니다.
- 잠에 드는 데에 오래 걸립니다(가이드를 하자면 20분 이상 걸립니다).
- 침대에 눕힌 후에 침대에서 일어나거나 내려옵니다.
- 밤 동안 여러 번 잠에서 깹니다(다시 잠에 들기 위해서 부모의 도움이 필요합니다).
- 밤 동안 부모의 침대나 침실에 가서 자기 위해 잠에 깹니다
- 집이 아닌 곳에서 잠을 자는 것을 불안해합니다(예를 들어 조부모나 친구 집에서 자는 것, 학교 캠프에서 자는 것).

아이가 잠든 후에 일어날 수 있는 몇 가지 특이한 행동들도 있습니다. 밤 동안 어떤 아이들은 몽유병 증상을 보이거나, 침대에서 소변을 보거나, 소리를 지르기 시작하고, 부모의 위로에는 반응하지 않습니다(야경증). 이러한 일련의 행동들은 '사건 수면'이라고 알려져 있습니다(그리고 3부에서 이를 다룰 것입니다.).

제 **3** 장

아이들에게 나타나는 흔한 수면 문제는 무엇이 있나요?

모든 아이들이 잘 자지 못하는 경험을 할 수 있습니다. 학교에서 있었던 일에 대해 불안할 수도 있습니다. 가정에서 어려움이 있거나 추가적인 스트레스(부모의 별거처럼)를 받을 수도 있습니다. 텔레비전에서 무서운 것을 보았을 수도 있습니다. 어떠한 경우에는 이러한 문제들이 몇 달간 지속될 수 있으며, 특히 밤 중에 가족의 삶에 중대한 영향을 주기 시작할 수도 있습니다. 우리는 잠이 들 때까지 몇 시간 동안 아이와 함께 침대에 누워 있어야 하거나, 아이와 함께 침대나 침실에서 오랜 기간 동안 잠을 자는 부모들을 종종 볼 수 있습니다. 자녀의 수면 문제는 부모가 다루기 힘들거나 시간이 많이 소요될 수 있습니다. 하지만 이 책에서 도움을 받을 수 있을 것이며, 우리의 전략은 아이의 수면을 개선하는 데 사용될 수 있습니다. 하지만 우선 수면 문제가 무엇인지 이해하는 것이 중요합니다. 아래는 다양한 유형의 수면 문제입니다.

불면증

　아이가 잠이 잘 못 들고, 수면 유지가 안 되거나, 부족한 수면으로 인한 주간 어려움이 있는 경우, 불면증이라고 합니다. 이는 '행동적 불면증' 또는 '아동기 불면증'이라고 명명됩니다. 불면증이 공식적으로 진단되려면, 이 문제가 일주일에 몇 번(최소한 주 3일 이상) 지속되어야 하며, 수개월(최소 3개월) 동안 지속되어야 합니다(최소 3개월; 미국 수면의학회, 2014). 아이들의 불면증은 불안에서 유발되는 경우가 흔합니다. 아이들은 부모가 함께 누워 있거나 부모의 침대에 있지 않는 한 잠들기를 거부할 수도 있고, 부모가 그들에게 가거나 부모의 침대에서 잘 수 있는 경우가 아니면 깨어나서 다시 잠들지 못 할 수도 있습니다. 부모들은 밤 시간에 특히 스트레스를 많이 받는다고 이야기합니다. 심지어 아이는 부모 없이 잠을 잔다는 말 그 자체로도 매우 괴로워하고 불안해합니다.

　다음은 아동 중기에 불면증을 겪고 있는 아이들에 대한 두 사례입니다.

토마스(10세)

토마스는 잠들기까지 오랜 시간이 걸리는 10세 소년입니다. 토마스의 엄마는 그가 아기였을 때부터 잠을 제대로 못 잤던 것을 기억합니다. 어렸을 때 그는 종종 침대에서 일어나 결국 어머니와 함께 침대에서 자곤 했습니다. 엄마가 함께 누우면 꽤 빨리 잠이 들기도 했습니다. 만약 엄마가 스스로 잠자리에 들어보라고 하면, 괴물이 없다는 것을 확인하기 위해 옷장과 침대 밑을 확인하거나, 엄마가 확인하겠다고 약속하더라도 토마스는 매우 괴로워했습니다. 8살쯤 되었을 때 토마스는 혼자 잠자리에 들었지만, 잠이 들거나 엄마가 가서 함께 앉을 때까지 여러 번 일어났다 누웠다 했습니다. 토마스는 가끔 강도에게 잡혀갈까 봐 걱정된다고 말하기도 했습니다. 밤 시간에는 그가 엄마와 함께 눕고 싶기 때문에 점점 더 화가 난다고 하였습니다. 일반적으로 한 번 잠들면 잠든 상태를 유지하지만, 이제 토마스는 매일 밤 잠이 드는 데 거의 한 시간이 걸리고 때로는 더 오래 걸리기도 하였습니다. 엄마가 밤 시간의 루틴이 거의 저녁 시간 전체를 차지하고 있다는 것을 깨닫고, 이에 대해 어떠한 변화를 주려고 하면 토마스는 눈물을 흘리며 엄마에게 달라 붙었습니다. 물론, 엄마는 취침 시간에 토마스가 그렇게 화난 것을 보는 것을 것이 매우 괴로웠습니다. 토마스는 또한 낮 동안 점점 더 피곤해 하며, 학교에 가는 길에 종종 차 안에서 잠들기도 했습니다. 토마스는 종종 엄마에게 밤에 아주 나쁜 꿈을 꾼다고 말합니다.

소피(6세)

소피는 6세 여자아이입니다. 소피는 혼자서 잠드는 것에 많은 어려움을 겪고 있고, 부모님이 함께 있지 않는 한 잠자리에 드는 것을 완전히 거부합니다. 또한 소피는 특히 자신의 침대에서 잘 때, 더 자주 잠에서 깹니다. 소피는 남동생과 침실을 함께 쓰면서 남동생을 깨우기 시작했습니다. 따라서 이를 막고 소피가 충분히 잠을 잘 수 있도록, 소피는 대부분 부모님의 침대에서 잡니다. 엄마나 아빠는 잠들 때까지 보통 적어도 한 시간 동안 그녀와 함께 누워 있습니다. 최근에 부모님은 소피가 자고 있는 바닥에 매트리스를 두는 시도를 해보았습니다. 그들은 자신들이 잠들기 전에 소피를 침대로 다시 옮기려고 몇 번을 시도했지만, 밤에 일어나서 다시 돌아오며, 아침에 소피가 매트리스 위나 침대 끝에서 자고 있는 것을 발견하게 됩니다.

이러한 사례에 대해 2부에서 잠을 더 잘 자도록 하는 단계별 설명에서 다시 보기로 합시다.

사건 수면

사건 수면은 비정상적이거나 원치 않는 경험으로 분류되는 수면 장애이며, 이는 자는 동안 일어납니다. 어린이들에게 아마도 가장 흔한 사건 수면은 야간뇨, 야경증, 그리고 몽유병일 것입니다. 이러한 비정상적인 행동은 깊은 잠과 신체 활동의 급증 사이의 충돌로 인해 발생합니다. 아이는 자는 것과 잠에서 깬 것 사이에 놓인 의식 상태에 있을 것입니다. 이러한 행동들 중 일부는 지켜보는 것이 상당히 괴로울 수 있지만, 다행히도 아이는 이를 알지 못하고 다음날 아침에 기억하지 못합니다. 이러한 일이 일어나는 동안 아이를 안전하게 지키는 것이 중요하며, 이 책의 후반부에서 우리는 사건 수면의 빈도와 심각성을 줄일 수 있는 몇 가지 방법들을 알려줄 것입니다.

우리는 아래에서 사건수면을 겪고 있는 소년의 사례를 들 것입니다. 이 소년은 특히 사건 수면 중 공포증을 보이지만, 이 치료법은 침대에서 소변을 보는 경우나 몽유병에도 적용될 수 있습니다.

해리(8세)

해리는 8세 소년이고 거의 매일 밤 야경증을 경험합니다. 그는 보통 잠에 잘 들지만, 마치 공격을 받는 것처럼 밤에 소리를 지르며 자주 깹니다. 부모님은 해리가 유아였을 때 이 증상이 처음 시작되었다고 이야기합니다. 처음에 부모는 해리가 이를 극복해낼 것이라고 생각했지만, 수년 동안 지속되었고, 해리는 밤에 잠드는 것을 매우 걱정하기 시작했습니다. 해리는 매일 오후 7시 30분경에 잠이 들고, 야경증은 보통 9시 30분, 즉 잠들고 나서 약 2시간 후에 발생합니다.

우리는 해리의 수면에 대해 책(3부)에서 논의할 것입니다. 우리는 이 고통스러운 수면 문제를 해결하는 데 사용될 수 있는 몇 가지 간단한 기술을 다룰 것입니다.

제 **4** 장

수면과 불안에 대한 이해

모든 수면 문제가 불안에서 야기되는 것은 아닙니다. 예를 들어, 야경증이나 야간뇨 같은 사건 수면은 불안에 대한 반응이 아닙니다. 하지만 우리가 임상에서 보는 대부분의 경우는 아이들이 혼자 잠 드는 것에 대해 불안해하거나 두려워하는 경우입니다. 이것은 가정의나 일반의들이 자주 듣는 걱정이기도 합니다. 그러므로 이 장에서 우리는 불안과 수면 사이의 관계에 대해 더 자세히 다룰 것입니다.

10여 년 전 수면 문제를 가진 아이들을 보기 위해 수면 클리닉을 열었을 때, 우리는 어떤 사례들을 접하게 될지 잘 몰랐습니다. 1년 후, 우리는 같은 문제들이 아이들에게 반복적으로 발생하는 것을 알게 되었습니다. 아이들이 밤에 너무 불안해해서 잠을 자기 위해서는 부모님이 옆에 있어야 했습니다.

아이들은 때때로 부모님과 같은 침실, 심지어 같은 침대에서 자고 있기도 했습니다. 때때로 엄마나 아빠는 잠자리에 들지 못하거나, 근처에 있는 아이의 방에서 잠들고 나서야 긴장을 풀기도 했습니다. 부모들은 밤 동안 아이가 부부침실로 걸어 들어가는 것(때로는 뛰어가는 것)에 의해 깨기도 합니다. 때때로 부모들은 아이의 그림자에 의해 깜짝 놀라며 일어나기도 합니다(그리고 몇 초 후에 그것이 침입자가 아닌 자신의 아이라는 것을 깨달을 것입니다). 그리고 때로는 아이가 자신들 몰래 부모 침대로 올라왔다는 것을 알게 되기도 합니다.

이것이 바로 불안한 아이의 수면에 해당합니다.

놀랍게도 이 아이들의 대부분은 낮 동안에는 심각한 불안감을 경험하지 않았습니다. 예를 들어, 아이들은 학교에 가는 것과 같은 다른 시간에는 부모로부터 분리되는 것을 두려워하지 않았습니다. 하지만 이 아이들은 밤에 부모님과 분리되는 것을 매우 어려워하였습니다. 취침 시간이 가까워짐에 따라 생기는 아이들의 불안에는 특별한 것이 있었습니다.

권투 링에 오르는 경쟁 상대로서 수면과 불안

불안과 세 가지 F

레드코너(권투에서 더 높은 랭킹의 선수가 배정받는 코너를 의미)에서 무게가 200 kg 이 넘고, 1,200번 넘는 밤을 방해한 기록을 가진 '불안' 선수를 위해 손 들어 환호하세요!

불안은 평범하고 흔한 감정입니다. 우리 모두는 때때로 불안을 경험할 수 있습니다. 하지만 불안이 아이들의 삶에 영향을 미치기 시작하면 문제가 될 수 있습니다. 예를 들어, 아이들이 침대에서 안전하다고 느끼며 잠에 들 수 있는 능력에 영향을 미칠 때처럼 말입니다.

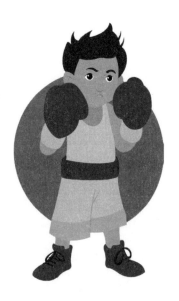

불안은 잠을 강력하게 방해하는 요소입니다. 여러분의 아이가 무서운 것을 보고 듣거나, 심지어 무서운 것을 생각할 때, 그들의 몸은 반응하도록 준비하기 위해 아드레날린과 코티솔(일명 '스트레스' 호르몬) 같은 화학물질을 생산합니다. 이러한 반응을 Fight(싸움), Flight(도망) 또는 Freeze(얼어 버리는 것)이라고 부르며, '세 가지의 F'들이라고 일컫습니다.

아이가 세 가지 F 중 적어도 하나를 경험하면, 심장은 빠르게 뛰기 시작하고 혈액을 가장 필요로 하는 곳(예, 근육)으로 펌프질하여, 아이는 뛰거나 자신을 방어할 수 있습니다. 이것은 또한 폐가 더 많은 산소를 펌프질하여, 산소가 혈액을 통해 분배되어 근육으로 공급될 수 있도록 합니다. 몸은 위협적이거나 위험한 상황에 있는 것처럼 생리적으로 반응합니다. 비록 실제로 위험한 상황에 처하지 않았어도 그러한 반응을 보입니다.

세 가지 F의 예로 조용한 오후에 업무 회의에 앉아 있다고 상상해봅시다. 한 관리자가 직장의 최근 성과에 대해 이야기하고 있습니다. 회의 중간에 동료의 전화벨이 울립니다. 그는 전화를 받고 조용히 '회의 중이니 다시 전화할게요'라고 속삭이고, 전화를 끊습니다. 이것은 여러 번 경험했을 수 있는 일입니다. 아마 당신은 그것에 대해 별 생각이 들지 않을 것입니다. 관리자가 동료에게 조용히 걸어갑니다. 그리고는 동료의 전화기를 가져다가 책상에 계속해서 내려칩니다.

당신의 몸은 이 놀랍고 예상치 못한 사건에 어떻게 반응할까요? 심장이 더 빨리 뛰기 시작할까요? 어떻게 해야 할지 모르겠어서 얼어버릴까요? 빨리 방에서 나가버릴까요?

이것은 3개의 F가 작용할 수 있는 사례입니다.

첫 번째는 Freeze(얼어 버리는 것)입니다. 많은 사람들은 이 갑작스러운 사건에 두려움을 느끼고, 얼어붙거나 움직일 수 없거나 아무 말도 할 수 없을 것입니다. 두 번째는 Flight(도망)입니다. 어떤 사람들은 그 사람의 행동에 너무 놀

라서 방에서 도망칠 수도 있습니다. 세 번째이자 마지막은
Fight(싸움)입니다. 어떤 사람들은(아마 이 경우에는 핸드폰
소유자) 관리자의 행동에 너무 화가 나서 관리자와 말다툼을
할 수도 있습니다.[1]

   이러한 행동들은 놀라운 사건에 대한 반응입니다. 그리고
이 놀라운 사건은 예상치 못했고 공격적인 명백한 일이었습
니다(즉, 예상치 못한 공격적인 사건이었습니다). 하지만 아
이들의 경우, 이런 사건이 훨씬 더 사소한 것일 수 있습니다.
수면 문제가 있는 아이들로부터 흔히 듣는 사건 또는 계기는
밤에 밖에서 들리는 소음입니다. 어른이 되면 우리는 밖에서
소리가 나는 상황들을 빠르게 알아낼 수 있지만, 어떤 아이들
은 그럴 수 없으며 최악의 것을 생각할 수도 있습니다(예, 침
입자). 이 '사건'는 자녀의 세 가지 F를 불러 일으킬 수 있습니
다. Freeze(얼어버리는 것) 반응은 자녀가 가만히 누워 있는
것입니다. Flight(도망) 반응은 안심이 되는 말을 듣기 위해 부
모의 침실로 뛰어오는 것입니다. Fight(싸움) 반응은 두려움
을 느낀 침실로 돌아가는 것을 거부하면서, 당신에게 소리를
지르는 것을 의미할 것입니다.

   일부 어린이의 경우 세 가지 F는 심지어 '잠자리에 드는 사

---

[1] 여기서 언급된 시나리오는 Flinders 대학에서 생물 심리학을 가르치
는 수면 전문가 레온 랙 교수가 매년 대학생들을 대상으로 하는 '교실
실험'에서 채택된 것임을 주목해야 합니다. 물론 핸드폰은 가짜이며
전화를 받은 학생은 역할을 맡은 사람입니다.

건'에 의해 촉발될 수도 있습니다. 만약 괴물이나 그들이 본 무서운 캐릭터에 대해 두려워하거나, 들은 무서운 이야기에 대해 두려워하거나, 자신이나 가족이 죽는 것에 대해 걱정하거나, 부모로부터 떨어지는 것에 대해 걱정을 한다면, 침대에 가는 것이 실제로 세 가지 F를 촉발시킬 수 있습니다. 침대는 혼자 있는 것에 대해 걱정하게 만들고, 무서운 것들에 대해 생각하거나 밖의 모든 소음을 들을 수 있는 공간입니다. 일반적으로 이러한 아이들에게 침대에 대한 생각은 Fight(예, 말다툼) 또는 Flight(예, 침대에 있기를 거부하는 것) 반응을 일으킵니다.

불안과 세 가지 F가 수면에 미치는 영향을 이해하기 위해 주의를 기울여야 할 가장 중요한 반응은 각성이나 과잉 경계심입니다. 과잉 경계심은 사람이 '경계하는' 것처럼 보이고, 위협이나 위험이 있는지 끊임없이 주변 환경을 평가하고, 두려움이 현실로 다가올 것이라는 사소한 암시를 계속해서 알아차리는 것을 의미합니다. 분명히 이것은 잠을 자려고 하는 동안 도움이 되는 상태가 아닙니다.

종합해보면,

- 수면 문제가 있는 아이들은 침대에서 깨어 있을 가능성이 높습니다.
- 어떤 사건(예, 밖에서 소음이 들림)이나 심지어 잠자리에 든다는 생각조차 불안감을 유발하여 세 가지 F (Freeze, Fight, Flight)로 이어질 수 있습니다.

- 세 가지 F는 아이의 생리적 각성을 증가시킵니다(예, 심박수 증가).
- 중요한 것은 세 개의 F는 아이가 밤 중에 각성하도록 한다는 것입니다.
- 밤에 불안해 하고 극도로 경계하는 것은 수면의 방해 요소입니다.

그리고 이제 수면입니다!

블루 코너(권투에서 낮은 랭킹의 선수가 배정 받는 코너)에서 시간이 지날수록 점점 더 무게가 나가고 3500 박 이상 잠을 잔 세계 기록을 보유 한 "수면" 선수를 위해 손 들어 환호하세요!

불안이 우리의 몸과 마음에 어떤 영향을 미칠 수 있는지에 대한 위의 설명을 들으면, 어떤 사람은 수면이 불안을 이길 가능성이 없다고 이야기할 것입니다. 사실 당신은 아마도 아이의 불안이 수면과의 싸움에서 이긴다는 것을 몇 번이고 경험했을 것입니다. 그러나 우리는 반드시 그렇지는 않다고 당신을 안심시키고 싶습니다. 수면은 진화적 욕구입니다. 사람들이 아무리 오랫동안 깨어 있으려고 해도, 결국 잠이 올 것입니다. 잠은 매우 강력합니다.

불안은 잠 자는 것을 매우 어렵게 만들 수 있습니다. 우리가 불안하거나 무서울 때 몸에서 생기는 생리적 반응(세 가지 F)은 수면의 직접적인 방해 요소로 작용합니다. 이 모든 것에

도 불구하고, 수면 욕구는 결국 이길 것입니다. 예를 들어, 자녀가 꼬박 밤을 샌 날이 며칠인지 생각해봅시다. 많은 사람들에게 며칠씩 밤을 꼬박 새는 일은 일어나지 않았을 것이고, 아마도 있더라도 겨우 몇 번일 것입니다. 이제 아이가 어느 정도 잠을 잤던 날들을 생각해봅시다. 우리는 아이들이 적어도 어느 정도의 잠을 잔 밤이 (그들이 얼마나 불안했든 간에) 잠을 아예 자지 않은 날(혹은 몇 시간밖에 자지 않은 날)보다 훨씬 많다고 확신합니다. 따라서 어떤 사람이 얼마나 오래 잠을 쫓아 내려고 노력하든 간에, 결국 잠이 승리하고 사람들은 잠을 잘 것입니다. 며칠 동안 연속으로 잠을 자지 않으려고 노력해도, 결국에는 알아차리기도 전에 잠에 들 것입니다. 심지어 '마이크로 수면'으로 알려진 미세수면도 잠을 자지 않으려고 할 때 발생합니다(예, 누군가가 매우 졸린 상태에서 TV나 영화를 보며 조용히 앉아 있을 때). 이런 마이크로 수면은 사람들이 눈을 뜨고 있을 때도 몰래 찾아옵니다. 아이들의 경우, 잠을 쫓기 위해 노력하는 것이 훨씬 더 어렵습니다.

수면은 닌자입니다.

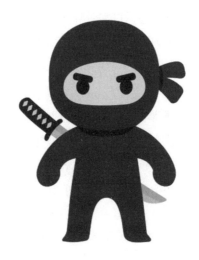

우리 생각에는 수면은 불안과 정면으로 싸우려고 하는 '(은유적으로) 권투선수'는 아닙니다. 수면은 닌자입니다. 능숙한 닌자입니다. 당신도 모르는 사이에 수면은 슬금슬금 다가옵니다. 조용하고 은밀합니다. 그리고 당신이 아무리 열심히 노력해도(그리고 우리는 매우 열심히 노력한 몇몇 아이들을 만났습니다!), 수면은 항상 이깁니다. 그래서 불안과 싸울 때 수면 닌자는 여러분의 동맹입니다.

이 장의 시작 부분에서 우리는 수면과 불안이 중요한 면에서 관련이 있다고 이야기했습니다. 수면과 불안은 서로의 반대 요소입니다. '불안한 권투선수'가 사납게 보이는 만큼 마지막에는 '잠자는 닌자'가 승리합니다. 은유를 떠나서 이것은 과학입니다.

인간은 깨어 있는 시간이 길어질수록, 더 졸리게 됩니다. 이것은 중요한 '반드시 알아야 할 메시지'입니다. 당신은 밤 늦게까지 깨어 있어야 했던 날에 점점 더 졸린 것을 경험했을 것입니다. 이것이 수면압으로 알려져 있는 것입니다. 이는 1부, 1장에서 간단히 소개한 개념이고, 2부에서 더 자세히 설명할 개념입니다.

'깨어 있는 시간이 길어질수록, 더 잠이 올 것입니다.'

연구원 로널드 달과 앨리슨 하비가 제안한 한 가지 이론은, 우리가 임상에서 보는 것들을 뒷받침하며, 졸음이 불안을 약화시킬 가능성이 있다는 것입니다. 즉, 아이들이 깨어 있는 시간이 길어질수록 수면압이 증가합니다. 아이들은 더 졸릴수록, 밤에 부딪히는 여러 일들에 대해 신경을 덜 쓰게 됩니다. 여러 연구들에서 단순히 아이들을 더 늦게까지 깨어 있도록 해서 저녁에 더 졸리게 하는 것이 불안을 덜 느끼게 했다는 것을 발견하였습니다.

하지만 우리가 사용하는 수면 중재방법(곧 알려줄 것입니다) 외에도 아이들이 덜 불안해지는 또 다른 중요한 방법이 있습니다. 즉, 아이가 잘 준비가 되지 않았는데 미리 침대에 누워 있으면 걱정하기에 완벽한 환경을 만들 수 있습니다.

대부분의 부모들은(실제로는 모든 부모가) 아이들이 충분한 수면을 취하는 것의 중요성에 대해 들었을 것입니다. 따라서 여러분의 아이가 몇 시에 자야 하는지를 알아내려고 할 때, 머릿속으로 계산을 하게 됩니다. 즉, 아이가 학교에 가기 위해 일어나야 할 때를 알고 있기 때문에, 역으로 충분한 수면을 취하기 위해 아이가 언제 잠자리에 들어야 하는지를 추정할 수 있습니다. 취침 시간을 결정하는 또 다른 방법은 또래의 다른 아이들이 잠자리에 드는 시간에 대해 듣고 취침 시간을 정하는 것입니다. 하지만 모든 어린이들이 똑같은 것은 아닙니다. 앞서 1부 1장에서 우리는 많은 아이들이 비슷한 양의 잠을 자지만, 몇몇 아이들은 수면이 덜 필요하다고 설명했습니다. 만약 아이가 또래 친구들만큼 많은 수면을 필요로 하지 않는다면, 자연스럽게 친구들보다 늦게 잠이 들 것입니다. 만약 그들이 여전히 친구들과 같은 시간에 잠자리에 든다면, 몸이 잘 준비가 될 때까지 깨어 있을지도 모릅니다. 이것은 이상과는 거리가 멉니다. 밤은 어둡고 조용합니다. 이것은 아이들이 주변 환경에 대해, 또한 마음 속에서 밀려오는 생각과 걱정에 대해 극도로 경계하도록 합니다. 아이의 상상력, 어둠 속에서 침대에 누워서 보거나 들은 것들, 그리고 밖에서 떠드는 소리들을 합치면 아이들이 침대에서 불안해하는 것은 당연합니다.

따라서 불안과 수면의 두 번째 중요한 관련성은 아이들이 침대에서 깨어 있을 때 불안해질 수 있다는 것입니다. 그리고 우리는 적어도 성인을 대상으로 한 연구를 통해, 가슴이 쿵쾅거리는 것이 저녁에 발생할 가능성이 높다고 알고 있습니다. 그러므로 침대에서 잠에 들지 않고 깨어 있는 것은 아이들에게 걱정하는 시간을 제공합니다. 이것은 달과 하비 교수가 제안한 또 다른 이론입니다. 또한 우리 연구에서 실험한 이론이기도 합니다. 이를 테스트하기 위해, 우리는 2부에서 설명한 간단한 행동 기법을 사용하여, 불안을 느끼는 아이들이 밤 동안 침대에서 깨어 있는 상황을 제한했습니다. 결과적으로 불과 몇 주 후에 아이들이 덜 불안해하고 훨씬 더 빨리 잠드는 것을 관찰했습니다.

  '*침대에서 잠에 들지 않고 깨어 있는 것은 아이들에게 걱정하는 시간을 제공합니다.*'

종합하자면,

아이들에게 있어서 수면과 불안은 두 가지 중요한 관련성이 있습니다.
1. 수면과 불안은 서로 반대 요소입니다(닌자 대 권투선수).
2. 밤에 깬 채로 누워 있는 것은 아이들을 걱정하게 만듭니다. 만약 우리가 걱정을 하는 기회를 줄인다면, 걱정이 줄고 아이는 침대에서 안전하게 잠들 수 있다는 것을 알게 됩니다.

위의 1번에서 불안감이 높을 때, 졸림이 줄어든다 것을 알게 되었습니다. 하지만 졸림이 쌓이면 결국 불안감을 극복할 수 있습니다. 이것을 염두에 둔다면, 졸림을 증가시킴으로써 불안을 완화시킬 수 있습니다. 2부에서는 불안한 아이에게 졸림을 유발하는 간단한 단계별 행동 전략을 다룰 것입니다.

우리 아이는 밤에는 덜 불안하지만 낮에 졸릴 것이라고 생각할 수 있습니다.

아닙니다. 중요한 것은 우리 연구에 따르면, 이 기법들이 제대로 작동하면, 저녁에 졸림을 증가시킬 수 있지만 아이들의 낮 동안 활동에는 거의 또는 전혀 영향을 미치지 않는다는 것입니다.

'우리는 불안감이 높을 때는 덜 졸립다는 것을 알고 있습니다. 하지만 졸림이 쌓인다면, 결국 불안을 극복할 것입니다.'

2번과 그 앞에서 요약한 것처럼 걱정할 기회를 줄이면 불안감이 줄어들기 시작하고, 아이들은 밤에 자기 침대에서 자는 것에 대해 걱정할 필요가 없다는 것을 배웁니다. 걱정할 기회를 줄이는 방법은 아이들이 밤 동안 침대에서 깨어 있는 시간을 제한하는 것입니다.

이 책의 2부에서는 침대에서 자녀의 걱정을 제한하는 데 도움이 되는 간단한 행동 기법의 단계별 지침을 다룰 것입니다.

제 5 장

수면 문제는 어떻게 생기고 왜 계속 지속될까요?

세 가지 P

세 가지 F와는 달리, 세 가지 P는 기억하기가 조금 어렵습니다. 세 가지 P는 다음과 같습니다.

1. Predisposing (선행) 요인(아이가 태어날 때부터 가지고 있는 것)
2. Precipitating (촉발) 요인(스트레스를 유발하는 사건)
3. Perpetuating (지속) 요인(문제를 지속시키는 생각과 행동)

이 세 개의 P를 통해 수면 문제가 어떻게 발생하고 지속되는지 이해할 수 있습니다.

아이들에게 수면 문제를 일으키는 선행 요인들

아이들의 수면 문제는 여러 가지 원인의 조합에 의해 발생할 가능성이 있습니다. 'Predisposing (선행) 요인'은 아이가 선천적으로(예, 유전, 기질) 가지고 있는 수면 문제를 일으킬 가능성을 높이거나 낮추는 요인들에 해당합니다. 선행 요소가 반드시 수면 문제의 유일한 원인은 아니지만, 수면 문제를 유발하기 쉽게 하는 것이라고 할 수 있습니다. 첫째, 일부 아이들은 수면 문제가 발생할 가능성을 높이는 유전자를 가지고 있습니다. 이는 유전적으로 수면이 많이 필요하지 않거나 혹은 유전적으로 '올빼미'가 되는 것들에 해당합니다(즉, 그들은 자연스럽게 또래 아이들보다 늦게 잠에 듭니다).이와 밀접한 관련이 있는 것 중에 어떤 아이들은 강한 의지를 가지고 태어나기 때문에 밤에 아이의 행동을 조절하기 위한 부모의 최선의 노력에도 불구하고 이러한 싸움에서 충분히 '승리'합니다. 아이들이 '지나치게 생각을 많이 하는 사람'이나 '걱정하는 사람'이라서 불안해지기 쉬운 것을 포함하여, 수면 문제가 발생할 가능성을 증가시키는 다른 많은 요인들이 있습니다. 걱정, 불안, 수면 문제 등의 가족력이 있을 수 있습니다.

'선행 요인은 아이가 선천적으로(예, 유전, 기질) 가지고 있는 수면 문제를 일으킬 가능성을 높이거나 낮추는 요인들을 말합니다.'

이전 문헌에 언급된 한 가지 선행 요소는 스트레스에 대한 취약성입니다. 키, 몸무게, 그리고 수면 욕구처럼, 스트레스에 대한 취약성은 사람마다 다를 수 있습니다. '오리의 등에 물을 붓는다(water off a duck's back)'는 말은 때때로 스트레스에 크게 영향을 받지 않는 사람들을 말합니다. 반대쪽에는 스트레스에 '과잉 반응'하거나 스트레스를 다루기 더 어려워하는 사람들이 있습니다.

선행 요인들이 아이들의 수면 문제에 있어서 유일한 원인은 아닙니다. 일반적으로 다른 요소들과 복합적으로 작용하고 쌓이게 되면 수면 문제를 일으킬 수 있습니다.

수면 문제를 유발하는 스트레스와 스트레스 유발 사건들

'촉발 요인'은 스트레스 유발 사건으로 갑자기 수면 질 저하를 유발할 수 있는 것에 해당합니다. 촉발 요인의 몇 가지 예는 다음과 같습니다.

- 사랑하는 사람의 죽음(애완동물 포함)
- 부모의 별거
- 학교에서 괴롭힘을 당하는 것
- 사고 발생 또는 입원
- 질병
- 무서운 영화 보기

선행 요인에 촉발 사건이 더해지면, 이 두 P의 조합은 아이에게 수면 문제를 일으킬 수 있습니다. 스트레스 유발 사건을 경험하는 대부분의 사람들은 일시적으로 잠을 잘 수 없지만 사건 해결과 함께 증상이 호전되므로 이는 사실 상당히 정상적인 반응입니다. 그러나 이제 세 번째이자 마지막 'P' 요인이 있습니다. 그리고 이 마지막 요소가 더해지면 아이가 지속적으로 수면 문제를 가지게 됩니다.

'촉발 요인들은 갑자기 수면문제를 유발할 수 있는 스트레스 유발 사건들입니다.'

아이의 수면 문제를 지속시키는 요인들

'지속 요인'은 일반적으로 아이의 수면 문제를 지속시키는 생각, 감정 및 행동입니다. 이것은 주로 아이의 내면에서 생기는 것이지만, 부모가 아이의 불안이나 행동에 어떻게 반응하는지에 의해 영향을 받을 수도 있습니다. 지속 요인은 스트레스 유발 사건이 발생할 때쯤 나타날 수 있으며, 시간이 지남에 따라 증가합니다.

임상에서 우리는 종종 아이들이 더 잘 잘 수 있도록 취한 조치들이 의도치 않게 수면 문제를 지속시킨다는 것을 알게 되었습니다. 물론, 부모들은 자녀가 괴로워하는 것을 원치 않으며, 밤 시간은 자녀의 불안을 조절하기에 특히 어려운 시간이 될 수 있습니다. 아이들도 피곤하고, 부모도 피곤하며, 모든 사람들이 고통을 견디는 능력이 떨어질 수 있습니다.

그럼에도 불구하고 수면과 불안 연구를 통해 부모들의 반응이 자신도 모르게 문제를 지속시킬 수 있음이 밝혀졌습니다. 부모들이 아이의 불안을 지속시키는 한 가지는 아이가 두려워하는 것(예, 침대에서 혼자 자는 것)을 피하도록 하는 것입니다. 아이가 잠을 잘 수 있도록 부모는 잠들 때까지 아이와 함께 누워 있거나, 아이가 부모의 침대나 침실에서 자는 루틴을 만들었을 수 있습니다. 이는 아이가 불안을 경험한 상황에서 벗어나 잠을 잘 수 있게 해주기 때문에 확실한 단기적인 해결책에 해당합니다. 하지만 이는 장기적인 해결책이 아니며, 실제로 자신의 침대가 안전한 장소가 아니라는 믿음을 공고히 할 수 있습니다(아래의 '수면 불안 사이클' 참조; **그림 3**).

'지속 요인은 일반적으로 아이의 수면 문제를 지속시키는 생각, 감정 및 행동입니다.'

수면 불안 사이클의 많은 시점에서 아이와 부모 모두 보상을 받게 됩니다. 아이와 부모 모두에게 첫 번째 보상은 아이의 불안감이 줄어든다는 것이고, 두 번째 보상은 아이가 잠들 수 있다는 것입니다. 부모에게 더 큰 보상은 아이가 잠자리에 들지 않으려고 떼 쓰는 것을 다룰 필요가 없고, 아이가 잠들었기 때문에 본인들도 편안하게 쉴 수 있다는 것입니다. 그리고 보상을 주는 행동들로부터 알게 된 것은 그런 행동이 재발(예, 다음날)할 가능성이 높다는 것입니다. 하지만 이는 또한 아이가 침대에서 안전하게 잘 수 있다는 것을 배울 기회가 없었다는 것을 의미합니다. 이러한 사이클을 깨는 것은 'Exposure(노출)'이라는 기술로 이 책에서 다룰 내용입니다(2부 5장 참조).

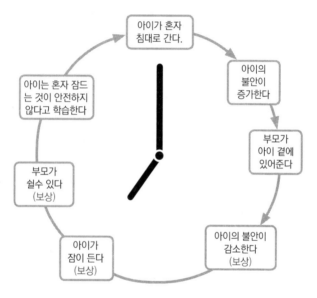

그림 3. 2부에서 다룰 몇 가지 기술에 의해 바뀌지 않는 한 매일 밤 계속되는 '수면 불안 사이클'.

두려운 상황을 피하는 것 외에도, 우리가 만나는 많은 부모들은 아이에게 걱정할 것이 없다고 안심시키기 위해 최선을 다합니다. 잠자는 시간은 많은 대화를 갖는 시간이자 부모로부터 안심을 얻는 시간이 될 수 있습니다. 잠자리에 들 때 안심을 얻는 방법은 아이가 수차례 침대에 부모가 있는지 확인하고, 침입자가 없는지 밖에서 반복적으로 확인하도록 하고, 침대에 함께 있도록 요청하는 것이 있습니다. 이는 아이가 많은 다른 걱정들에 대해 이야기 하고 싶어 하는 것일 수도 있습니다. 아이가 자신의 감정과 걱정에 대해 말할 수 있는 시간을 갖는 것이 중요하지만, 취침 시간이 가장 좋은 시간은 아닙니다.

회피와 마찬가지로 안심을 얻으려는 것은 이해할 수 있는 불안에 대한 반응입니다. 아이들은 무슨 일이 일어나고 있는지 이해를 하고 안정을 찾는 것을 부모가 도와주기를 바라고 부모는 자연스럽게 아이를 달래고 싶어합니다. 하지만 불안과 관련된 문헌을 보면, 우리는 같은 상황(즉, 잠자리에 드는 것)에 대해 계속해서 안심을 얻는 것이 도움이 되지 않는 대처 방법이라는 것을 알 수 있습니다. 항상 대답하고, 함께 앉아 있고, 침입자를 '확인'하기 위해 밖으로 나가는 것으로 안심시키는 것은 아이의 불안을 즉시 덜어주는 방법일 수는 있지만, 장기적으로는 부모가 진정시키려고 하는 바로 그 불안감을 지속시킬 수 있습니다. 과도한 안심시키기는 아이들에게 보호 받아야 할 실제 위험이 있다는 메시지로 전달될 수도 있습니다. 이는 실제로 아이들에게 안전하지 않다는 것을 확인하는 과정이 될 수 있습니다.

세 가지 P 찾기

11살 트리니티는 항상 생각이 많은 편이고, 뉴스에서 무슨 일이 일어나고 있는지에 대해 관심이 많습니다. 그녀는 가족들과 몇 주 동안 휴가를 가는데, 그곳에서는 온 가족이 한 방에서 잠을 잡니다. 휴가지에서 트리니티는 즐거운 시간을 보내고 잠도 잘 잤습니다. 가족이 집에 돌아온 후 트리니티가 자기 침대로 갈 때, 완전히 각성됐고, 매일 밤 부모님께 피곤하지 않다고 자주 불평합니다. 이렇게 며칠 밤을 보낸 후 트리니티는 힘들어했고, 아주 늦은 밤 엄마는 아이를 자신의 침대에서 재워 휴식을 취하게 합니다. 트리니티는 매우 빨리 잠이 듭니다. 다음날 밤 트리니티는 엄마의 침대에서 자고 싶다고 했고, 처음에 엄마는 안된다고 했음에도 불구하고 결국 트리니티가 충분한 잠을 잘 수 있도록 부모의 침대로 오는 것을 허락했습니다. 이 패턴은 학교를 가는 동안 계속 반복됩니다. 주말에 트리니티네에서 친구가 자고 가기로 했습니다. 둘 다 늦게 잠에 들었지만 트리니티는 본인의 침실에서 잘 잤습니다. 다음날 밤, 트리니티는 엄마에게 엄마의 침대에서 잘 수 있는지 다시 물어봅니다.

　여기서 세 가지 P를 발견했습니까?

　선행 요소들은 첫 번째 문장에 있었습니다. 트리니티는 주변 환경에 민감하고 예민한 아이입니다.

　수면 문제를 유발하는 사건인 촉발 요인은 어떠한가요? 이 예에서는 발견하기가 조금 더 어려울 수 있습니다. 이 예에서 촉발 요인은 휴일에 가족과 함께 자는 것에서 집으로 돌아가 방에서 혼자 자는 것으로 변화한 것이라고 볼 수 있습니다.

　마지막으로, 지속 요인을 확인 했나요? 트리니티는 새로운 환경(아이 방에서 혼자 잠을 자는 것)에 있었고, 사건(예,

불을 끄는 것)이 발생하면, 이것이 감정(불안, 괴로움)과 행동
(방에서 나와 잠을 잘 수 없고 부모의 침대에서 자고 싶은 것)
으로 이어질 수 있습니다.

또 다른 지속 요인들은 부모가 트리니티가 부모 침대에서
자는 것을 허락한 것이었습니다. 이미 언급했듯이 어떤 특정
한 상황들, 즉 아이가 밤 늦게까지 힘들어하고 다음날 아침 학
교에 가야할 때 아이를 부모 침대에서 재우는 것이 문제의 빠
른 해결책입니다. 부모들은 보통 이를 일시적으로만 허용하
려고 하지만, 불행하게도 어떤 경우에 이런 행동은 아이들에
게 잠을 자기 위해서는 부모의 존재가 필요하다는 것을 학습
시킬 수 있습니다. 때때로 아이가 부모 침대에서 일시적으로
자기도 하지만, 촉발 요인이나 지속 요인이 개입하게 된다면
만성적인 수면 문제의 발생과 지속의 시작이 될 수 있습니다.

아이들의 수면 문제를 야기하거나 유지시킬 수 있는 많은
다른 것들이 있습니다. 아이들이 그것들에 대해 말할 수 있다
면, 보다 쉽게 발견할 수 있습니다. 예를 들어 매년 아이들은
유튜브, 비디오 게임, 영화 또는 친구로부터 새로 나온 무서
운 캐릭터에 대한 정보를 보거나 듣습니다. 블러디 메리, 날
씬한 남자, 프레디의 5박, 그리고 거리를 배회하는 광대들은
많은 가족들이 수면클리닉을 방문하게 하는 몇 가지 예입니
다. 만약 밤에 아이가 밖에서 나는 소리를 듣는다면, 아이는
무서운 캐릭터 중 하나가 소리를 내고 있다고 추측할 수도 있
습니다. 그래서 아이는 혼자 침실에 머물지 않고 안전감을 부
모로부터 얻기를 원할 것입니다.

때로는 촉발 사건이 일어나지 않았어도, 미래에 대한 생각은 아이들을 두렵게 합니다. 우리는 학교 캠프나 여행을 앞둔 학령기 어린이들을 많이 만납니다. 부모님과 떨어져 캠핑을 간다는 생각은 아이에게 스트레스 반응을 유발할 수 있습니다. 결국 그들은 잠을 자는 데 큰 어려움을 겪습니다. 많은 어린이들은 캠프에 있을 때 부모가 없이 '뭔가 잘못되는 것'을 두려워합니다. 촉발 요인이 무엇이든 간에, 대부분의 경우 아이가 부모로부터 위로와 안전감을 받기를 원하는 것을 알 수 있습니다.

'부모님으로부터 떨어져 멀리 캠핑을 간다는 생각은 아이에게 스트레스 반응을 유발할 수 있습니다. 결국, 그들은 잠을 자는 데 큰 어려움을 겪습니다.'

수면 문제가 있는 아이들은 스스로 나아질 수도 있지만, 수면 장애가 되어 버리면(즉, 일주일에 3일 이상, 몇 달 동안 문제가 발생하는 경우) 저절로 호전되는 경우는 드뭅니다. 예를 들어, 수면 클리닉에서 두 달 동안 대기하고 있는 20명의 아이들 중 단 한 명의 아이(5%)만이 아무런 중재 없이 나아졌습니다.

수면 문제가 있는 아이의 부모들이 매일 밤 대처하기 힘들다는 것을 이해합니다. 따라서 당신 아이의 수면 문제를 돕는 방법을 빨리 이해할수록, 아이들은 더 기분이 좋아질 것이고, 당신도 기분이 좋아질 것입니다.

준비가 됐나요?

수면 프로그램을 끝까지 진행하는 것은 정말 중요합니다. 지속성과 일관성은 효과적인 수면 개입의 열쇠입니다. 지금이 이것을 하기에 적절한 때인지 생각하는 것이 좋습니다.

도움이 될 수 있는 한 가지 기술은 '의사결정 대차대조표'라고 불리는 목록인데, 이는 '장점과 단점 목록'의 고급스러운 명칭입니다. 여기에는 자녀의 수면 문제에 대한 장점(표 왼쪽)과 자녀의 수면 문제에 대해 당신이 좋지 않다고 생각하는 단점(표 오른쪽)을 나열할 수 있습니다. 시작하는 데 도움이 될 수 있도록 예시를 넣었습니다.

의사결정 대차대조표

장점 아이의 수면 문제에 대하여		단점 아이의 수면 문제에 대하여	
가끔은 아이가 내 침대에서 자는 것이 기분이 좋다 (특히 주말).	2	내 수면이 늘 방해를 받고, 나는 다시 쭉 잘 수 있기를 원한다!	5
장점 총합			

Miller & Rollnick (2012)에서 인용함.

만약 당신이 좋은 것들과 그리 좋지는 않은 것들을 쓴다면, 각각 옆에 숫자를 쓰도록 할 것입니다. 여기서 1은 별로 중요하지 않다는 것을 의미하고 5는 매우 중요하다는 것을 의미합니다. 다음으로 좋은 쪽의 숫자를 합산하고 '좋은 합계' 상자에 합계를 입력합니다. 그리 좋지는 않은 쪽의 숫자를 더합니다. 자녀의 수면 문제 중 지금 당장 바꿔야 할 부분을 아래에서 살펴보도록 합시다.

점수 차이가 1 이거나 같다= 바꿀 준비가 되지 않았을 수 있습니다. 동기가 생기는 데 더 오랜 시간이 걸릴 수도 있고, '이제 더 이상은 안되겠다'고 생각하며 변화를 일으킬 포인트가 앞으로 있을 수도 있습니다. 다음 주에 의사결정 대차대조표를 다시 작성하여 동기가 바뀌었는지 확인하는 것이 가장 좋습니다.

'그리 좋지는 않은' 점수보다 '좋은' 점수가 더 크다 = 자녀가 수면 문제를 겪는 것의 이점이 자녀의 수면 문제의 부정적인 측면을 능가한다는 의미입니다. 일부 가정에서는 이러한 현상이 발생할 수 있습니다. 위의 예에서 지적했듯이, 일부 부모들은 다른 한쪽의 부모가 자리를 비우거나(일 때문에), 부모가 별거하거나, 한 부모가 코를 골 때(따라서 다른 방에서 자는 경우) 아이와 함께 자는 것을 좋아합니다. 이 상태가 계속 유지될 수도 있고, 상황이 바뀔 수도 있습니다(즉, 아이가 자신의 침실로 돌아갈 '준비'가 되어 있고, 아이가 이제는 혼자 자야 될 시간인 것처럼 느낄 수 있음). 한 달 후에 의사결정 대차대조표를 다시 작성하여 중재를 시작하기에 적절한 시기인지 확인하도록 합시다.

'그리 좋지 않은' 점수가 **'좋은'** 점수보다 높다 = 이것은 당신이 행동 또는 인지 요법 중 하나를 할 준비가 되었다는 것을 시사합니다. 다시 한 번 확인해보자면 당신은 아래 몇 번을 선택할 것인가요?

앞으로 3일 이내에 아이의 새로운 수면 방식을 시작할 것입니다.

아마 그럴 것입니다. 1 2 3 4 5 6 7 8 9 10 반드시 그럴 것입니다.

7점 이상을 선택했다면 자녀가 수면 문제를 극복하도록 돕는 것에 우선순위를 둘 준비가 되어 있을 가능성이 높습니다. 그렇지 않다고 해도 괜찮고, 이러한 경우에는 동기가 부여될 때까지 기다리는 것이 가장 좋습니다.

때때로 동기를 부여하고 삶의 변화를 준비하도록 돕는 목표가 필요할 수 있습니다. 또한, 이후에 목표들이 생기게 될수도 있습니다. 가족 휴가든, 아이가 학교 캠프를 갈 수 있었으면 좋겠다고 생각할 때, 친구 집에 놀러 가거나, 밤늦은 시간에 놀러 가고 싶을 때든 말입니다.

수면 프로그램을 마지막 순간까지 미뤄두지 말아야 합니다!

몇 주 전에 미리 계획을 세우면 아이와 부모 모두 성공적이고 편안한 수면을 취할 수 있을 것입니다.

제 2 부

제 1 장

자녀의 수면 문제 해결을 위한 로드맵

임상에서 우리가 볼 수 있는 가장 흔한 수면 문제는 취침 시간에 불안을 경험하는 것입니다. 아이들은 부모님이 함께 자기를 원하거나, 부모님의 침대에서 잠을 자거나, 잠자리에 들 때 많은 저항을 보입니다. 2부에서는 이러한 증상에 대하여 자녀에게 증거 기반 수면 중재를 진행하기 위한 단계별 가이드를 다룹니다. 우리는 취침 시간 제한과 수면 제한, 두 가지 옵션을 제공할 것입니다. 이 두 가지는 이전에 수행된 연구에 근거하며 일반적으로 5-12세 아이들을 대상으로 합니다. 모든 아이들이 각자 개성이 있으며 수면 문제가 다양할 수 있지만, 이러한 방법이 걱정이나 불안과 관련된 대부분의 수면 문제에 매우 효과적이었습니다. 두 가지 중재 모두 유용하지만, 이 장을 읽으면서 자녀에게 가장 적합한 방법을 찾을 수 있을 것입니다. 또한 취침 시간 제한 또는 수면 제한을 시작하기 전에 각 중재의 시작 부분을 읽고 어떤 것이 본인과 자녀에게 가장 적합한지 결정하는 것이 좋습니다(2부, 3장 참

조). 자녀의 수면에 대한 주요 관심사가 사건 수면일 경우(예,
야뇨증, 야경증, 몽유병) 3부를 참고하는 것이 좋습니다(이
장 끝에 있는 로드맵에서 강조).

추가 구성 요소

  많은 아이들에게 취침 시간 제한이나 수면 제한을 시행
하는 2주에서 3주정도의 기간은 수면을 정상으로 되돌리기
에 충분한 기간입니다. 우리는 수년간 아이 수면 문제로 고
생했지만 겨우 2주 만에 문제를 해결한 많은 가족들을 경험
했습니다. 하지만 어떤 경우에는 아이들이 계속해서 밤에 불
안감을 느끼거나 부모님 없이 잠을 자기 위해 계속해서 고군
분투할 수도 있습니다. 자녀가 두려움, 걱정과 마주할 수 있
도록 돕기 위해 사용할 수 있는 다른 증거 기반 치료(다시 말
해 몇 주 정도 걸림)가 있기 때문에 걱정할 필요가 없습니다.
취침 시간 제한이나 수면 제한이 문제를 완전히 해결하지 못
하는 경우, 8세 이상 아이들은 생각과 감정이 행동에 어떻게
영향을 미치는지에 대해 더 많이 이해하는 것이 도움이 되
고, 결국 이것은 밤 시간 불안을 해결하는 데 도움이 될 것입
니다. 인지 요법은 불안에 대한 증거 기반 심리적 중재의 핵
심 요소이며, 이것은 많은 다른 부모 안내서에서 자세히 설명
되어 있습니다(예, 캐시 크레스웰과 루시 윌렛츠의 Helping
Your Child with Fears and Worries). 아이들이 행동적 수면 중

재(즉, 취침 시간 제한 또는 수면 제한)로 상당한 개선을 경험하는 경우, 인지 요법까지는 필요하지 않습니다. 하지만 부모들이 '생각이 너무 많은 아이'라고 표현하는 것과 수면 문제는 밀접한 관련이 있습니다. 따라서 자녀가 취침 시간에 두려움이나 불안이 지속되는 과정에 대해 더 높은 수준의 이해가 도움이 될 것이라고 생각하는 부모를 위해 자녀가 걱정을 파악하고 극복할 수 있도록 돕는 내용을 이 장에 포함했습니다(2부 4장).

첫 단계 수면 중재(취침시간 제한 또는 수면 제한) 이후에도 지속적으로 불안을 경험하는 아이들(연령에 관계없이)의 경우 노출 섹션으로 넘어가야 합니다. 노출 섹션은 자녀가 두려움에 직면하고 극복할 수 있도록 돕는 단계별 가이드를 제공합니다(2부, 5장 뒷부분). 임상에서 일반적으로 야간에 불안을 경험하는 아이들의 경우, 취침시간 제한 또는 수면 제한으로 시작하고 노출을 그 다음에 진행합니다.

'일반적으로 야간 불안을 경험하는 아이들의 경우, 취침시간 제한 또는 수면 제한으로 시작하고 노출을 그 다음에 진행합니다.'

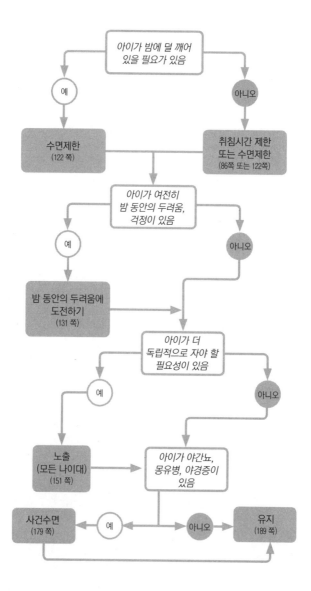

제 **2** 장

수면 중재를 위한 준비 :
건강한 수면습관 및 취침 시간 루틴,
근거 없는 믿음 및 오해, 수면평가,
목표 설정

어떤 수면 중재를 선택하든, 아이의 수면을 개선하기 위해서 일상 생활에 변화가 필요하다는 과학적이고 임상적인 근거가 있습니다. 당신이 이 책에서 어떤 수면 기법을 시도하든, 첫 번째 단계는 아마도 취침 시간을 늦추는 것일 것입니다(추후 예시를 보여줄 예정임). 이것는 단기적으로는 평소보다 늦게 잠을 자고, 더 피곤함을 느낄 수도 있다는 것을 의미합니다. '장기적인 이득을 위한 단기적인 고통'은 대부분의 증거 기반 수면 기법에서 사실에 해당합니다. 수면 프로그램의 성공 비결은 일관성과 지속성을 유지하는 것입니다. 이는 부모도 수면이 부족한 경우에는 어려울 수 있습니다. 자녀가 잠을 잘 못 잔다면 부모의 수면에도 영향을 미칠 가능성이 있습니다. 그러므로 성공 확률을 높이기 위해서 부모인 당신이 준비되어 있는 것이 중요합니다. 자녀가 두려움과 걱정에 직면할 수 있도록 돕는다는 것은 필연적으로 자녀가 처음에는 화를 내는 상황에 직면할 수 있다는 것을 의미합니다. 따라서 이 과정에서 다른 어른(예, 파트너, 부모님, 지지하는 친구)이 함께 하는 것이 이상적입니다. 이는 부모가 이러한 전략들을 혼자서 할 수 없다는 것을 의미하지는 않습니다. 우리는 이 책에 사용된 방법을 성공적으로 구현할 수 있는 많은 한부모 및 양육자들과 함께 일해 왔습니다. 하지만 친척이나 친구의 지지는 수면 중재를 행하는 데 도움이 될 수 있습니다. 자녀가 프로그램을 진행하는 동안(예, 다른 부모 또는 조부모와 함께) 다른 집에 머무른다면, 그들이 함께 규칙을 지킬 수 있도록 프로그램 진행 여부를 알리는 것이 좋습니다. 아이의 수면을 일부 제한하는 치료 프로그램을 하기로 결정한다면, 아이의 선생님께 말씀드릴 수 있습니다(이 부분은 나중에 추가적으로 이야기하기로 합시다). 전반적으로 대부분의 수면 프로그램은 적어도 3주가 걸리므로, 성공할 수 있도록 수면 루틴을 지킬 수 있는 기간을 선택하도록 합시다.

    '당신과 아이가 수면 프로그램에 성공할 수 있도록 수면 루틴을 지킬 수 있는 기간을 선택하도록 합시다.'

건강한 수면 습관: 아이에게 잠들 수 있는 최고의 기회를 주는 것

    시작하기 전에 아이들의 환경이 졸립고 잠이 들 수 있는 최고의 환경인지 확실히 하는 것이 중요합니다. 이를 흔히 '건

강한 수면 습관'이라고 합니다. 건강한 수면 습관은 아이의 뇌
와 몸이 잠잘 준비를 하도록 도와줄 수 있는 요소들입니다.
잠자기 전의 일상은 잠잘 준비를 위한 중요한 단계입니다. 여
기에는 일관된 취침 시간과 기상 시간을 갖는 것뿐만 아니라
아이의 몸이 긴장을 풀도록 하는 것이 포함됩니다. 다음은 자
녀의 취침 전 루틴에서 해야 하는 것과 하지 말아야 할 것들
입니다.

해야 하는 것:
- 잠자기 전에 적어도 한 시간 동안 '조용한 시간' 가지기
- 조명을 가능한 한 어둡게 유지
- '상호 작용' 기기(예, 게임, 소셜 미디어) 사용하지 말기
- 지나치게 자극적일 수도 있는 텔레비전 프로그램을 피하
  기- 예를 들어 두려움을 느끼거나 매우 흥분하게 할 수도
  있는 것들
- 스트레스를 받을 수 있는 숙제(또는 다른 활동) 피하기

하지 말 것
- 방과후 낮잠
- 오후와 저녁에는 카페인이 든 음료나 음식 섭취하는 것
- 본인의 침대 이외에 다른 곳에서 잠이 드는 것
- 잠자리에 들기 직전에 뜨거운 물로 장시간 목욕하거나 샤
  워를 하는 것(특히 자녀가 자주 덥다고 호소하는 등 감각
  적으로 예민한 경우). 장시간 뜨거운 샤워나 목욕은 수면

에 도움이 되는 것과 반대로 작용하여 내부 체온을 상승시
킬 수 있습니다.

- 아이가 자는 것 이외의 활동(예, 숙제, TV 시청)을 위해 침
  대를 사용하도록 하는 것

좋은 취침시간 루틴을 갖도록 하는 것은 잠이 들 수 있도
록 하는 간단하고 확실한 방법입니다. 항상 취침시간 루틴을
지킬 수는 없겠지만, 취침시간 즈음에 일관성을 갖는 것은 아
이에게 잠을 잘 수 있도록 하는 유용한 방법입니다. 취침시간
루틴은 양치질, 잠옷 입기, 책 읽기와 같은 조용한 활동처럼
잠자리 준비의 모든 부분을 포함 합니다. 아이를 준비시키기
위해 저녁 식사시간과 취침 시간 사이에 해야 하는 어떤 일이
든 상관없습니다.

물론 루틴은 모든 가족 구성원들에게 적용되어야 하지만,
아이가 잠들기 전에 적어도 한 시간의 '긴장을 푸는' 시간을
갖도록 노력합시다. 루틴의 순서를 고려하는 것도 유용할 수
있습니다. 예를 들어, 아이와 함께 책을 읽는 것은 학습에 다
양한 도움을 주는 사랑스러운 활동입니다. 침대에서 책을 읽
는 것은 흔한 루틴입니다. 하지만 임상에서 취침시간 독서는
때때로 아이가 부모가 언제 방을 떠날 것인지를 예상하게 하
므로, 실제로 불안의 원인이 될 수 있습니다. 또한 부모를 계
속 곁에 두기 위한 기회로 사용할 수도 있습니다. '책 한 권만
더 읽어주세요.' 라고 말할 수 있습니다. 아이에게 문제가 될
수 있다고 생각한다면, 아이의 잠자리에 들기 전에 독서를 소

파로 옮기는 것이 좋습니다. 이는 침대에 들어가는 루틴을 가능한 최소한으로 할 수 있게 해줍니다. 침대에 눕고, 껴안고, 굿나잇 뽀뽀를 하는 것이 전부라면, 간단하지 않습니까? 물론, (적어도 처음에는) 그렇게 원활하게 실행되지 않을 수도 있습니다. 그럼에도 불구하고, 이는 장기적으로 불안을 줄이기 위한 간단한 방법이 될 수 있습니다.

클로이의 취침 시간

클로이의 취침 시간은 오후 8시입니다. 가족들은 오후 6시쯤 저녁 식사를 하는 것을 목표로 하고 있습니다. 저녁 식사 후에 클로이는 빨리 샤워를 합니다. 오후 7시쯤, 클로이는 휴식 시간을 가집니다. 이를 닦고 잠옷을 입고 휴식을 취할 준비를 합니다. 클로이는 적어도 잠 자기 한 시간 전 하루의 마지막 물 한 잔을 마십니다. 휴식 시간에 클로이는 부엌 식탁에서 그림을 그리거나 언니와 함께 레고를 만듭니다. 가끔 TV를 보는 것이 허용됩니다. 휴식 시간 동안 클로이와 부모님은 항상 함께 책을 읽었습니다. 8시 직전에 클로이를 화장실에 가도록 합니다. 부모님은 클로이의 침실 불은 끄지만 야간등이 켜져 있는지 확인합니다. 8시에 클로이는 침대에 눕습니다. 엄마나 아빠는 껴안고 굿나잇 뽀뽀를 하고 방을 나갑니다.

근거 없는 믿음과 오해

수면 분야는 해도 되는 것과 하지 말아야 할 것에 대한 정보가 다양하며, 대부분은 과학적 증거에 근거하지 않습니다.
다음은 일반적인 몇 가지 예들입니다.

- 자기 전에 TV는 안 돼! '너무 가까이 앉으면 눈이 사각으
  로 간다(go square)'는 말에도 불구하고, 잠자리에 들기 전
  에 텔레비전을 보는 것이 아이들의 수면에 부정적인 영향
  을 미칠 수 있다는 강력한 증거는 없습니다. 물론 이에 대
  한 몇 가지 예외가 있습니다. 지나치게 자극적인 TV는 피
  해야 하며, 아이가 무서워하거나, 화나게 하거나, 심지어
  지나치게 흥분하게 할 수도 있는 프로그램을 피해야 합니
  다. 또한 5세에서 18세 사이의 소아청소년을 위한 스크린
  타임 지침(예, 미국 소아과학회)이 있다는 점에 주목해야
  합니다. 여기에는 아이의 침실에는 TV가 없어야 하며, 취
  침 전 한 시간 안에는 TV를 시청하지 않는 것이 포함됩니
  다. 하지만 스크린 타임이 아이들의 수면에 미치는 영향은
  있지만 아직 정확한 결론은 부족하므로 향후 더 많은 연구
  가 필요합니다.
- 태블릿, 노트북 및 핸드폰의 스크린 불빛. 이것은 좀 큰 아
  이들과 관련 있는 것입니다. 대부분의 가정에서 볼 수 있
  는 광범위한 기계로부터 아이들(그리고 대부분의 어른들)
  을 벗어나게 하는 것은 어려운 일입니다. 핸드폰은 단순
  히 전화와 문자 전송을 위한 장치로만 사용되지 않습니다.
  아이들은 핸드폰을 게임을 하고, 인터넷에 접속하는 등 많
  은 용도로 사용합니다. 특히 수면과 관련하여, 핸드폰, 태
  블릿 또는 노트북과 같은 기기 사용에 대해 주의를 기울일

점은 블루라이트를 방출하여 더 각성 상태로 만들 수 있다는 것입니다. 따라서, 잠드는 것을 더 어렵게 만들 수도 있습니다. 그러나 이에 대한 연구들 중에 적어도 청소년들에게 한 시간 정도의 스크린 불빛이 수면에 중대한 영향을 미쳤다는 연구는 거의 없었습니다. 최근 메타 분석(더 확실한 결론을 도출하기 위해 그 분야의 모든 연구를 하나로 묶는 연구의 한 유형)에서 전자기기(TV를 제외한)의 사용은 수면을 지연시키는 것과 약간의 관련이 있다는 것이 보고 되었습니다. 하지만 정확한 인과관계를 확정하기는 어렵습니다. 수면이 지연된 사람들은 깨어있는 동안 전자기기를 더 자주 사용하는 경향이 있을 수 있고, 아니면 전자기기가 수면을 지연시키는 원인이 될 수도 있습니다. 또한 이 연구의 상당 부분이 어린 아이들이 아니라 청소년과 젊은 성인에게 초점이 맞춰져 있다는 것도 주목할 필요가 있습니다. 대부분의 전자기기들(예, 휴대폰) 화면에서 블루라이트를 제거하거나 화면을 어둡게 할 수도 있습니다(예, 아이폰의 디스플레이 및 밝기 설정에서 볼 수 있는 '나이트 시프트'). 다시 말하지만, 상호작용을 많이 해야 하거나 지나치게 자극적인 전자기기 사용은 잠자기 전에 피해야 하며, 침대에서는 사용하면 절대 안 됩니다. 물론 특히 소셜미디어처럼 아이들 및 10대의 우정 문제를 다루는 핸드폰, 태블릿 사용에 대해서는 많은 우려가 있습니다. 그러므로 전자기기의 빛이 당신의 아이를 깨어 있게 할 수 있다는 증거가 확정적인 것은 아니지만, 아이가 잠자리에 들기 전에 이러한 전자기기를 사용하지 못하게 하는 여러 합리적인 이유가 있습니다.

- 천연 오일. 플라시보 효과 이외의 보완적이거나 대중적인 치료를 뒷받침할 증거가 거의 없습니다. 많은 부모들이 우리 클리닉에 오기 전에 다양한 대체 치료를 경험합니다. 물론, 천연 오일(가장 일반적으로 라벤더)을 사용하는 것이 있다면, 이 루틴을 계속하는 것이 반드시 문제가 있는 것은 아닙니다. 하지만 이런 방법은 수면 문제에 대한 불안이나 원인의 핵심을 다루는 것이 아니므로 장기적인 해결책이 되지 않을 것입니다.

- 수면 측정을 위한 스마트 워치/앱. 모바일 앱과 스마트 워치 사용의 증가로, 많은 사람들은 수면을 측정할 수 있고 충분한 수면을 취하고 있는지 확인할 수 있다고 믿습니다. 그러나 연구에 따르면 이러한 장치들은 아주 정확하지는 않습니다. 수면 추정치는 움직임에만 기초하기 때문에 충분히 움직이면 깨어 있는 것으로 추정하거나 가만히 누워 있으면 잠자는 것으로 추정합니다. 대부분의 연구는 이 장치가 민감도가 높지 않고, 총 수면 시간(TST)을 과대 평가하여 실제보다 더 많은 수면을 취하는 것처럼 보일 수 있다고 합니다. 또한 1부에서 우리는 아이의 수면시간이 항상 필요한 수면시간과 일치하지는 않는다고 이야기했습니다. 게다가 시간을 확인하는 행동(계속 시간을 보는 것)은 또한 수면에 역효과를 낳으므로, 핸드폰을 쉽게 확인할 수 있는 베개 아래에 두면 수면에 악영향을 미칠 수 있습니다.

- 아이를 잠들게 하기 위해서는 에너지를 '소모해야' 합니
  <u>다.</u> 수면압은 수면에 중요합니다. 때때로 부모들은 아이를
  재우기 위해 아이의 에너지를 소진하려고 할 수 있습니다
  (예, 방과 후에 뒷뜰에서 뛰게 하거나 방과 후에 많은 활동
  을 하도록 함). 이것은 가끔 효과가 있을지 모르지만 장기
  적으로 좋은 해결책은 아닙니다. 왜냐하면 수면 문제의 원
  인을 해결하지 못하기 때문입니다. 또한 아이들의 신체가
  잠잘 준비가 되기 전에 침대에 눕는 것에 대한 문제이거
  나, 밤에 부모와 분리되는 것에 대한 불안감에 대한 문제
  라면 더더욱 도움이 되지 않을 것입니다.

수면 일기 사용

아이들을 위한 수면 중재 프로그램은 각각의 아이의 필요
에 맞게 조정해야 합니다. 따라서 프로그램을 시작하기 전에
현재 아이의 수면 패턴을 명확하게 이해하는 것이 매우 중요
합니다. 이를 위해서 프로그램을 시작하기 전에 일주일 정도
자녀의 일반적인 수면패턴을 포착하기 위하여 수면 일기를
작성해야 합니다. 수면 일기를 통해 아이가 잠들기까지 걸리
는 평균 시간, 밤에 자는 평균 수면 시간, 잠에서 깨는 평균 시
간 및 전체 수면 패턴(예, 낮잠 자는 경우/낮잠을 자는 시간)
을 추정할 수 있습니다.

매일 수면 일기를 작성하는 것은 아이들이 프로그램 과정
에 참여하는 느낌을 갖게 하는 좋은 활동입니다. 매일 아침
식사를 하면서 작성하는 것이 가장 좋습니다. 물론, 학령기의

아이들을 가진 많은 가족들이 함께 앉아 아침을 먹는 것은 힘든 일 일수는 있습니다! 그러나 기다리거나 주말에 모든 것을 몰아서 하려고 노력하기보다, 매일 수면 일기를 작성해봅시다. 지난 한 주간의 수면을 정확하게 판단하고 기억하는 것이 어려울 수 있습니다. 당신은 매일 밤 잠자리에 들기 전에 아이들의 밤 활동을 기록하고 싶을 수도 있습니다. 하지만 이것은 아이들이 몇 시에 잠이 들 수 있는지에 대한 걱정을 더 가중시킬 수도 있습니다.

수면 일기는 어림짐작으로 작성합니다. 다시 말하지만, 우리는 당신이나 아이가 잠이 들려고 하거나 밤에 깨어있을 때 계속 시계를 주시하고 있는 것을 원하지 않습니다.

책에 수면 일기의 몇 가지 예가 제시되어 있고, 복사하여 아이의 수면을 기록하는 데 사용할 수 있도록 책의 뒷부분에 서식이 첨부되어있습니다. 우리는 클리닉에 오는 모든 아이들에게 수면 일기를 쓰도록 합니다. 중재를 시작하기 전에, 아이의 수면에 대한 '평소의' 일주일을 보여주는 7일간의 수면 일기를 확인합니다. 처음에는 아이들이 혼란스러울 수 있으므로, 단계적으로 안내합니다. 수면 일기의 맨 위에는 책의 앞부분에서 소개한 수면의 주요 요소들에 대한 약어와 정의가 표시되어 있습니다.

7일간 수면/기상 일기

기호 ↓침대에 누움, ━━━ 수면을 취함, ↑침대에서 나옴

약어: **SOL**   수면잠복기
       WASO   입면 후 각성시간
       TST   총 수면시간
       TIB   침대에 누워있는 시간

각 약어의 의미는 위의 '약어'에서 확인할 수 있습니다. 이 정의는 책의 첫머리에 제시되어 있습니다(아래에 간단한 설명이 있습니다).

다음과 같이 수면 일기를 작성하도록 합시다.

1. 잠자리에 드는 시각(또는 침대에 눕힌 시각), 화살표를 아래쪽으로 그립니다.
2. 아이가 잠들었을 때 직선 가로선을 그리고,
3. 위쪽 화살표를 사용하여 침대에서 일어난 시각을 표시합니다.

수면 일기는 오전 9시에 시작하여, 하루를 24시간으로 표시합니다. 자녀가 오전 9시 이후까지 늦잠을 자는 경우 다음 줄에 다음 날로 계속 작성합니다. 아래에 한 가지 예시를 들어보도록 하겠습니다. 금요일부터 일요일 밤까지 아이의 수면 일기를 볼 수 있습니다. 금요일 밤 아이는 저녁 8시쯤 잠자리에 들고('금요일' 줄의 아래쪽 화살표로 표시됨) 20분 동안 책을 읽고 저녁 8시 30분에 잠이 들었습니다(여기서 가로선을 그음). 아이는 밤새 잠을 자다가 오전 7시 30분에 일어

나(가로 줄이 끝남), 침대에서 나왔습니다(위쪽 화살표로 나타냄). 토요일 밤에는 가족들이 파티에 가고 아이는 오후 11시 30분에 잠자리에 들어 30분 만에 잠이 들었습니다. 아이는 다음날 오전 10시에 일어나(일요일 아침에 표시됨), 오전 10시 30분에 침대에서 나왔습니다. 일요일 밤에는 밤 9시쯤에 침대에 눕고 9시 30분에 잠이 들어 오전 7시 30분에 일어났습니다. 다시 말하지만 이 아이는 밤에 일어나지는 않았습니다. 수면 일기 작성에 대한 더 자세한 내용은 몇 가지 사례를 다룰 때 더 이야기해보도록 합시다.

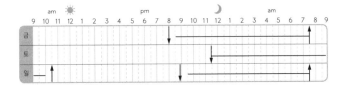

　　다음에 제시된 이틀에 걸쳐 기록된 수면일기는 자녀가 잠자리에 드는 것을 거부하거나, 밤에 일어날 때 수면 일기를 작성하는 방법을 보여줍니다. 이 예를 사용하여 자녀의 수면에서 중요한 부분을 측정하는 방법을 살펴봅시다.

자녀가 잠드는 데 걸리는 시간 기록

　　수면잠복기(SOL)는 밤에 자녀가 잠들기까지 걸리는 시간을 의미합니다. 이는 말그대로 수면 시작(즉, 자녀가 잠드는 시점)까지의 '지연 시간'을 의미합니다. 아래 예를 들어 자녀의 수면잠복기를 기록하는 방법을 설명하겠습니다.

화요일 밤 이 아이는 오후 7시 30분에 잠자리에 들었지만 오후 8시 30분에 잠들 때까지 침대에서 나왔다가 들어갔다 하기를 반복했습니다. 오늘 밤 수면 잠복기(SOL)는 1시간이었습니다(즉, 처음 잠자리에 들었을 때부터 잠드는 데 1시간이 걸렸음을 의미).

수요일 밤 아이는 8시에 침대에 누웠지만 밤 10시까지 침대에서 일어났다 누웠다를 반복했고, 수면잠복기는 2시간이었습니다.

자녀가 밤에 깨어 있는 시간을 기록

입면후 각성시간(WASO)은 아이가 처음 잠들었을 때부터 중간에 깨어 있던 시간이 얼마만큼 인지 나타냅니다. 따라서 입면후 각성시간은 아이가 잠자리에 든 시간을 포함하지 않습니다. 즉, 수면 잠복기와는 별개입니다. 이는 다음의 수면 일기로 설명됩니다.

화요일 밤, 아이는 새벽 1시에 일어나서 부모님의 침대로 갔고, 결국 새벽 2시에 다시 잠이 들었습니다. 이것은 입면후 각성시간이 1시간이었다는 것을 의미합니다.

수요일 밤에 아이는 밤 10시에 잠들었고, 아침 7시 30분에 일어나서 몇 분 후에 침대에서 나오기 전까지 밤에는 깨지 않고 잘 잤습니다. 따라서 수요일 밤에 입면후 각성시간은 0시간이었습니다.

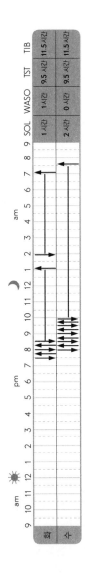

자녀의 수면 시간 기록

화요일 밤, 아이는 오후 8시 30분에 잠이 들었고 오전 7시에 일어났습니다. 즉 10.5시간을 잤습니다. 여기서 입면후 각성 시간 1시간을 빼고, 총 수면시간(TST)은 9.5 시간이었습니다.

수요일 밤의 총 수면 시간을 계산하는 것이 조금 더 쉽습니다. 아이는 밤 10시에 잠이 들었다가 오전 7시 30분에 깼는데, 이는 9.5시간을 잔 것입니다. 밤 동안 입면후 각성시간이 없었기 때문에, 총 수면 시간은 9.5시간으로 똑같습니다.

자녀가 침대에서 얼마나 많은 시간을 보내는지 기록하는 것

아이가 침대에 누워 있는 시간(TIB) 을 기록하려면 아이가 처음 침대에 누웠을 때부터 침대에서 일어날 때까지의 시간을 계산하기만 하면 됩니다. 위의 아이의 수면 일기에는 밤에 침대에서 나왔다가 들어가는 시간이 모두 나와 있지만, 그럼에도 불구하고 침대에 누워 있는 시간(TIB) 기준은 첫 번째 침대로 들어간 시간입니다(이 아이의 경우 화요일 오후 7시 30분, 수요일 오후 8시). 화요일과 수요일 밤 이 아이는 침대에서 11.5시간을 보냈습니다.

중재를 시작하기 전에 자녀의 수면을 기록하는 것

자녀의 수면을 기록하는 법을 배우는 가장 좋은 방법은 한 번 시도해 보는 것입니다. 책의 마지막에 수면 일기 템플릿을 첨부했습니다. 중재를 시작하기 전에 일주일 동안 자녀의 수면을 기록하고, 평소의 일주일 간의 수면이 어떤 모습인지에 대한 '기준치'를 수집해봅시다. 이는 프로그램이 자녀의 수면 요구에 부합하는지 확인하기 위한 중요한 단계입니다.

수면 변화 모니터링

중재를 시작하기 전에 자녀의 수면을 기록하는 것과 마찬가지로 프로그램을 하는 중에 자녀의 수면을 모니터링하는 것도 중요합니다. 이 방법은 수면이 개선되고 있는지 관찰하기 위한 이상적인 방법이며, 언제 '최고의' 수면 루틴에 도달했는지도 알려줍니다. 매일, 매주 수면 일기를 작성하면, 한 주가 끝나갈 쯤 자녀의 수면이 어떻게 변화하는지 살펴볼 수 있습니다. 특히 잠드는 데 걸리는 시간, 침대에서 일어나는 횟수 및 밤에 깨어 있는 시간이 감소했는지 알 수 있습니다. 이는 아이와 함께 성공을 축하할 수 있는 좋은 방법이기도 합니다.

보상 및 칭찬

격려와 칭찬은 행동의 큰 동기부여가 됩니다. 아이가 취침시간에 매우 불안해하고, 부모님 없이 자려고 노력함으로써 이러한 두려움에 직면하게 된다면, 이런 노력에 대해 칭찬을 받는 것이 중요합니다. 부모와 자녀가 함께 수면 차트를 만들어 그 동안의 성공을 축하하도록 하는 것도 좋습니다. 만약 혼자 잠이 들면, 아침에 일어났을 때 (부모의 칭찬과 함께) 차트에 스티커나 도장을 추가할 수도 있습니다. 3개의 도장을 받았을 때 작은 선물을 받을 수도 있을 것입니다. 5개의 도장을 얻었을 때 상장을 받을 수도 있습니다. 수면 일기에서 개선된 부분을 살펴보는 것은 칭찬과 격려를 할 수 있는 좋은 기회가 될 수 있습니다. 우리는 2부 5장에서 노출에 대해 설명할 때 보상과 칭찬에 대해 더 자세히 논의할 것입니다.

목표 설정

중재를 시작하기 전에, 여러분의 목표가 무엇인지 확실히 해야 합니다. 이러한 목표는 아이와 함께 정하는 것이 가장 좋습니다. 때로는 부모와 아이의 목표가 일치하지 않을 수 있습니다. 아이는 매일 밤 당신의 침대에서 자는 것이 행복할 수 있습니다! 이상적인 것은 아이가 성취할 수 있는 몇 가지 목표나 심지어 작은 단계들에 아이가 동의할 수 있는지 함께 고민해 보는 것입니다. 자녀가 부모의 침대에서 자는 것이 행복할 수도 있지만, 당신이 아이의 침대에서 자는 것의 장점들을 강조하여 아이를 설득할 수 있을 것입니다. 아마도 이런 과정을 통해 아이는 친구 집에 놀러 가서 잘 수 있을 것이고, 사용할 수 있는 새로운 램프나 이불이 생길 수도 있습니다. 어떤 방식으로든, 성취하고 싶은 것에 대해 명확히 하는 것이 도움이 됩니다. 자녀의 침대(또는 당신의 침대에서 혼자)에서 잠자고 싶은 것일 수도 있고, 자신의 침대에서 밤새도록 있고 싶은 것일 수도 있고, 아니면 다른 목표가 있을 수도 있습니다. 하지만 궁극적인 목표가 무엇이든 간에, 무엇을 위해 노력하고 있는지 분명히 할 수 있도록 프로그램을 시작하기 전에 목표를 정해야 합니다. 아래 빈칸에 목표를 적어봅시다.

	목표 1	**목표 2**	**목표 3**
예시 아이	부모가 없을 때 혼자 침대에서 잠이 든다.	밤새 내 침대에서 잠을 잔다.	
자녀			

아이가 잠들고 잠든 상태를 유지하도록 도와주는 것 : 취침시간 및 수면 제한

이 장에서 다룰 내용:

- 수면압 이해(그리고 낮잠은 어떻게 해야 하는지)
- 수면 중재: 일반적인 질문들과 문제점들
- 취침시간 제한에 대한 단계별 가이드
- 수면 제한을 위한 단계별 가이드

수면압에 대한 이해

우리가 설명할 두 가지 중재 방법 모두 자녀의 '최적의' 수면 시간, 즉 신체가 잠들 준비가 된 시간과 일어날 준비가 된 시간을 계산하는 것을 목표로 합니다. 잠드는 데 어려움을 겪는 이유 중 하나는 자녀가 너무 일찍 잠자리에 들고 신체가 잠잘 준비가 되지 않았기 때문입니다. 이로 인해 아이가 깨어

71

있을 수 있습니다. 이는 불안한 생각이 서서히 커지기에 쉬운 상황입니다.

수면압은 수면의 중요한 구성 요소이며, 잠이 들 만큼 충분한 수면압이 축적됐을 때를 계산하는 것이 취침시간 제한 또는 수면 제한의 궁극적인 목표입니다. 우리는 임상에서 이를 설명하기 위해 자동차와 연료의 예를 사용합니다. 아이에게 잠시 동안 새로운 취침시간으로 '실험'하는 이유를 설명하는 데 도움이 됩니다.

하루를 시작할 때 아이의 몸은 연료가 가득 찬 자동차이고, 낮 동안 학교, 방과 후 스포츠, 집에서 이 연료를 다 쓴다고 상상해봅시다. 침대는 연료 충전소와 같습니다. 아이가 연료 충전소를 방문하기 전에 모든 연료를 다 써야 합니다(참고로 우리는 당신의 차가 이러하기를 추천하지는 않습니다!). 수면은 연료를 다시 채우는 것과 마찬가지로 다음 날을 위한 에너지를 갖게 합니다. 아이가 잠드는 데 상당한 문제를 겪고 있다면, 그 핵심 이유는 충분히 '연료'를 다 써버리지 않아서 '연료 충전소'에 갈 준비가 되지 않았기 때문입니다. 즉 잠이 들 만큼 충분한 수면압이 쌓이지 않았기 때문입니다.

취침 시간이나 수면 제한을 이용하여 자녀가 '연료'를 더 많이 소모할 수 있도록 도와주면 더 빨리 잠에 들 수 있습니다. 연구에 따르면 이로 인해 수면의 질도 향상되어, 더 깊은 수면을 취할 수 있고 밤에 깨어있는 시간을 줄일 수 있습니다(Miller et al., 2014). 따라서 취침시간 제한과 수면 제한의 주요 목적은 수면의 질을 향상시키는 것입니다. 수면압을 높이고 더 빨리 잠들도록 도와줌으로써 아이들이 스스로 잠이 들 수 있다는 것을 배우게 합니다. 아마 자신도 모르는 사이에, 수면압을 높이고 더 빨리 잠들 수 있도록 함으로써, 침대가 매우 불안하거나 안전하지 않은 장소라는 생각을 줄일 수 있을 것입니다.

낮잠

수면압은 낮잠에 의해 영향을 받습니다. 만약 아이가 낮잠을 잔다면, 낮잠은 '연료'를 보충하는 것이므로, 밤에 잠들기 전에 '연료'를 더 소모해야 합니다. 이 때문에 특히 이런 종류의 수면 중재 동안에, 우리는 보통 낮잠을 자는 것을 '금지'하라고 합니다. 비록 하루 잠이 부족할지라도(예를 들어, 자정까지 자지 않는 슬립오버에 가는 경우), 다음날에도 잘 깨어 있도록 하고 낮잠을 재우지 않는 것을 추천합니다. 그러면 밤 시간까지 많은 수면압이 쌓일 것이고, 매우 빨리 잠에 들 것입니다. 아이들이 그날 약간 투정을 부릴 수도 있지만, 일반적으로 하루 정도 투정을 부리는 것이 좋지 않은 수면 습관으로 다시 빠지는 것보다 나을 것입니다.

수면 중재: 일반적인 질문과 문제

아이들에게 새로운 루틴을 어떻게 설명해야 하나요?

아이는 밤 루틴이 바뀔 것이라는 것을 알아차릴 것이고,

그들이 이 과정에 포함되는 것이 중요합니다. 물론 만약 아이들이 선택할 수 있다면, 엄마나 아빠가 잠들 때까지 함께 눕거나 부모님의 침대에서 잠을 잘 수 있도록 하는 현재의 상황을 지속하는 것을 더 좋아할 것입니다! 그래도 아이들이 앞으로 진행할 일에 대해서 이해하는 과정을 가지는 것이 좋습니다. 앞에서 설명한 자동차가 주유소에 가는 예시를 사용하여 아이에게 수면압을 설명할 수 있습니다. 이 예는 아이가 왜 일시적으로 늦게 잠자리에 드는지 설명하는 데에 유용합니다. 졸린 것은 아이가 잠에 쉽게 드는 기회인 것입니다. 잠자리에 들기 전 루틴이 변경된 경우, 이 새로운 루틴을 자녀와 함께 글로 작성해보는 것이 아이가 변화되는 내용(예, 이야기 시간이 빨라짐)을 잘 파악하게 합니다. 특히 일상 생활의 변화가 형제 자매에게도 영향을 미치는 경우 그들도 여기에 개입하는 것이 중요합니다. 임상에서 형제 자매가 수면 문제가 있는 자녀가 일시적으로 늦게 자는 것에 대해 짜증을 내는 경우는 거의 없었습니다. 형제 자매가 밤 시간 동안 겪는 스트레스를 좋아하지 않을 수도 있고, 특히 부모가 한 아이에게 너무 많은 에너지를 집중해야 할 경우, 형제자매도 이것을 극복하고 싶어합니다. 그럼에도 불구하고, 형제자매에게도 아이의 취침시간이 바뀐 것을 알리는 것은 중요합니다. 이것이 일시적인 것이며, 온 가족이 더 나은 그리고 행복한 밤을 보내기 위한 것임을 분명히 해야 합니다. 또한, 아이가 잠자기 전 조용한 시간을 다르게 보내는 방법을 생각해야 합니다. 만약 형제자매가 잠자리에 드는 동안 아이가 한 시간 동안 텔레비전을 보게 된다면 형제자매는 기분이 좋지 않겠지만, 아이가 방 안에서 그림을 그린다면 별로 상관하지 않을 수도 있습니다. 새로운 루틴에 참여하는 모든 아이들에게 작은 보상과 칭찬을 제공하는 것도 도움이 될 수 있습니다. 예를 들어, 가장 좋아하는 저녁 식사나 영화를 선택하게 하는 것처럼 말입니다.

이 장에서는 수면 중재를 위한 두 가지 옵션인 취침시간 제한과 수면 제한을 제시할 것입니다. 둘 다 수면압이 더 효과적으로 작용하도록 취침시간을 일시적으로 이동시키는 방법이며, 아이가 스스로 잠드는 법을 배울 수 있도록 합니다. 잠들기 위해 부모가 함께 있어야 하는 경우, 부모의 침대에서 자는 경우 또는 취침 거부를 포함하여 취침 전에 불안을 경험하는 아이들에게 두 가지 중재 모두 적합합니다. 만약 아이가 밤에 깨는 것이 주된 문제라면, 우리는 일반적으로 수면 제한을 가장 좋은 방법으로 추천합니다. 하지만 주된 문제가 취침 시 불안에 관한 것이라면, 두 가지 개입이 모두 적합할 수 있습니다.

취침 시간 제한을 사용할 때 일부 부모들은 프로그램의 방향을 잡는데 며칠 밤이 걸린다고 말합니다. 아이가 주중이나 주말까지 즉, 수면압이 증가할 때까지 첫날 밤에 꽤 많이 깰 수 있습니다. 수면 제한을 사용하면 수면압이 더 빠르게 증가하는데, 이는 매일 밤 잠을 일시적으로 줄이기 때문입니다. 따라서 결과가 보통 빠르게 나타납니다.

임상적으로 수면 제한이 더 빠른 결과를 보입니다. 아이들은 매우 빨리 잠드는 경향이 생겨서 불안감을 줄이고 취침 저항을 없앨 수 있으며, 밤에 깨는 것을 빠르게 줄일 수 있습니다. 수면을 일시적으로 제한하는 것은 저녁 졸림을 증가시키고(불안감을 약화시키는 것으로 여겨집니다), 그 '걱정스러운 생각'들이 슬금슬금 나타나는 침대에서 깨어있는 시간을 줄일 수 있습니다. 그러나 부모들이 일시적으로 더 늦어진 취침 시간을 관리하는 것을 어렵게 느낄 수도 있으므로, 수면 시간 제한이 루틴을 지속할 수 있도록 돕는 더 나은 선택이 될 수 있습니다.

　수면 제한 프로그램의 첫 주는 힘들 수 있습니다. 아이가 저녁에 더 졸려할 수도 있습니다. 하지만, 이 프로그램은 점진적이고 단계적인 접근 방식보다 더 빠른 결과를 얻고 싶어하는 가족들에게 바람직합니다.

　불행하게도 어떤 중재가 최선일지 확실히 말해줄 만큼 연구가 충분하지 않습니다. 확실히, 만약 아이가 가끔 사건 수면(예, 야경증)을 경험한다면, 우리는 취침 시간 제한(평균 수면시간은 제한되지 않음)을 추천합니다. 우리 연구에서는 취학 연령 아이들의 취침시간 제한이나 수면 제한이 사건 수면에 부정적인 영향을 주지 않는다는 결과를 확인했습니다. 하지만 이에 대한 정확한 조언을 하기 위해서는 추가적인 연구가 필요합니다. 만약 사건 수면이 문제가 아니라면 두 가지 중재 모두 사용할 수 있습니다.

프로그램을 시작하고 나서 새로운 취침시간에도 불구하고 여전히 잠에서 깨면 어떻게 해야 하나요?

수면 중재(특히 취침시간 제한)의 처음 며칠 밤 동안에, 아이들이 두려움과 걱정을 직면하는 노력을 하고 있기 때문에, 잠에서 깨는 것은 자주 있을 수 있습니다. 하지만 수면압(그리고 졸리움)이 증가함에 따라 이런 문제는 감소할 것입니다. 그럼에도 불구하고 중요한 것은 부모가 일관적, 지속적으로 대응할 준비가 되어있어야 한다는 것입니다. 이는 자녀를 침대에 눕힌 후 자녀가 침대에서 나오거나, 밤에 당신의 침대로 올 수 있는 경우를 포함합니다. 이러한 경우에는 다음을 권장합니다.

- 침착하게 대응합니다.
- 아이가 자신의 침대로 다시 가도록 합니다.
- 모든 대화를 최소로 합니다(협상을 하지 않습니다)
- 방을 떠납니다.
- 필요에 따라 반복합니다.

이 문제를 해결하기 위한 핵심은 지속성과 일관성입니다.

우리가 이 책에서 논의하는 방법들은 임상에서 이미 많은 가족과 함께 사용되어 왔습니다. 이것은 항상 쉬운 것은 아닙니다. 모두가 피곤하고, 부모들은 종종 자녀의 수면 불안에 대해 동정과 좌절감을 함께 느낍니다. 아마도 가장 실망스러운 점은 아이들이 다른 사람들과는 잘 잔다는 것입니다. 예를 들어, 시터가 있거나 조부모의 집에 있을 때는 잘 자지만 부모와 함께 있을 때는 잠을 자지 못하는 것처럼 말입니다. 하지만, 우리는 부모들에게 이것을 긍정적으로 생각하라고 합니다. 이는 아이들이 불안에 압도되지 않고 잠이 들 수 있다는 것을 보여주니까 말입니다.

　아이가 침대에서 나오면, 소란이나 대화 없이 방으로 다시 데리고 들어가 침대로 다시 가도록 해야 합니다. 과도한 안심을 주지 않는 것이 중요하다는 것을 기억해야 합니다. 왜냐하면 과도한 안심시키기는 아이들의 불안을 증가시킬 수 있기 때문입니다. 이것은 '괜찮아, 괜찮아, 안전해, 밖에 확인했어, 침대 확인했어, 옷장 확인했어'와 같은 말을 하지 말라는 것을 의미합니다. 왜냐하면 이런 종류의 안심시키기는 아이들의 불안과 경계심을 감소시키는 것이 아니라 오히려 증가시키는 것으로 연결시킬 수 있기 때문입니다. 의도치 않게 아이가 정말로 불안하다고 느낄 만한 이유가 있다는 메시지를 줄 수 있기 때문입니다. 대신 아이들을 침대로 데리고 가서 이불을 덮어주고 다시 나와야 합니다. 아이들이 당신이 함께 있지 않는 것에 대해 매우 화를 낼 수 있기 때문에, 부모들에게 이것은 어려운 일일 수 있습니다. 하지만 부모들이 이런 과정을 일관되게 하면(계속 증가하는 수면압과 결부되어), 완전히는 아니더라도 아이들의 취침저항이 극적으로 감소합니다. 수면은 결국에는 불안을 이길 수 있다는 사실을 기억하시길 바랍니다. 때때로 이러한 과정들은 아이가 두려움에 맞서는 것과 함께 자녀가 실제로 이러한 두려움을 극복할 수 있다는 것을 배우는 것과 관련이 있습니다. 일관성과 끈기를 가지고, 아이는 스스로 잠을 잘 수 있다는 것을 배울 것이고 불안은 줄어들 것입니다.

수면 중재 후에도 아이가 부모 없이 잠을 자거나 자신의 침대에서 자는 것이 어렵다면, 이 책의 후반부(2부, 5장)에서 제시하는 단계별로 두려움에 대처할 수 있도록 돕는 두 번째 방법('노출'로 알려져 있습니다)에서 도움을 받을 수 있습니다.

아이가 늦게 자는 바람에 매우 졸려 합니다. 잠을 못 자게 해야 할까요?

가끔 부모님들은 아이가 잘 수 있을 때까지 잠을 자지 못하게 하는 것을 어려워합니다(특히 첫 주에). 여기서 지속성은 수면압을 유지하기 위해 중요합니다. 수면 제한에서 부모는 아이가 마지막 한 방울의 '연료'를 다 써버리도록 노력해야 합니다. 아이의 수면은 2주 동안만 제한됩니다(아이가 빨리 잠들고, 일주일에 15분씩 일찍 잠자리에 든다고 가정할 때-이 이야기는 나중에 하도록 합시다). 아이가 깨어 있도록 돕기 위해 어두운 곳에서 책상에 앉아서 조용한 활동 시간을 보낼 수도 있습니다. 아이가 침대에서 잠들기를 진정으로 원하며 그것이 당신의 목적이 맞다면, 아이가 잠들 수 있는 소파나 의자에 눕지 못하게 해야 합니다.

물론, 잠자리에 들기 위해 부모에게 침대로 가겠다고 애원한다면 그것은 졸림이 불안을 확실히 누그러뜨렸다는 것을 의미하기 때문에 좋은 일입니다! 조용한 활동을 하다 지쳐서 소파에서 잠이 드는 것보다 침대에 가서 잠드는 연습을 하는 것이 좋습니다. 만약 매일 밤 동일한 시간에 아이가 심하게 졸려한다면, 이것은 그 시간이 더 좋은 취침 시간이라는 것을 알려주는 신호입니다.

　주의할 점은 수면 제한 중에 '단 한 번' 더 일찍 잠자리에 드는 것이 그날 밤 또는 심지어 다음 날 밤에도 더 깨어 있게 하는지 확인하는 것입니다. 이러한 경우, 다른 날 밤에 아이가 더 일찍 잠자리에 들게 해달라고 요구한다면, 부모는 그렇게 해주고 싶겠지만, 아이를 침대에 눕히는데 더 시간을 끌어서 오랜 시간 깨어있게 해서 밤동안에 덜 깨도록 하는 것이 좋습니다.

아이의 평균 총 수면 시간과 기상 시간을 계산했는데 취침 시간이 매우 늦습니다.

　이것은 당연히 일어날 수 있는 일입니다. 치료의 처음 몇 주 동안 꽤 늦게 잠자리에 드는 아이들이 있고 부모는 초반에 이것에 대해 상당히 충격을 받을 수 있습니다. 첫째, 이 시간은 잠이 드는 평균 시간을 반영하므로 이미 취하고 있는 수면 시간과 동일한 평균 수면 시간 (또는 수면 제한을 사용하면 약간 적은 수면 시간일텐데 이는 나중에 더 자세히 설명할 것임)을 잘 것임을 기억하는 것이 중요합니다. 아이들이 밤 동안 깨어 있는 시간과 불안을 줄이는 것이 목표입니다. 둘째, 개입 초기의 취침 시간은 일시적입니다. 장기적인 효과를 위한 단기적인 고통임을 기억해야 합니다. 결국 자녀의 취침 시간은 이상적인 수면 패턴을 찾을 때까지 매주 앞으로 당겨질 것입니다.

우리 아이는 자신의 침대에서 자는 것을 거부합니다.

한 번에 한 가지씩 바꾸는 데 초점을 맞춥니다. 아이가 주로 잠을 자는 침대에서 빨리 잠들게 하는 것을 목표로 합니다 (당신의 침대일지라도). 초점은 부모가 옆에 없어도 (또는 적어도 그들과 함께 누워있을 필요가 없는 상태에서) 자녀가 잠드는 것에 두어야 합니다. 특히 수면 제한을 시행하는 경우 며칠 밤이 지나면 자기 침대로 갈 정도로 졸려지게 됩니다. 수면 프로그램을 마친 후에도 그렇지 않은 경우에는 단계별 가이드를 통해 아이가 자신의 침대에서 자는 것에 대한 두려움에 마주할 수 있도록 도와주는 방법을 진행할 수 있습니다.

우리 아이는 늦은 취침시간에도 불구하고 잠드는 데 20분 이상 걸립니다.

이런 일이 발생하면 취침 시간을 15분 앞당기지 말고(자세한 내용은 나중에 설명) 일주일 동안 해당 주의 수면 일정을 그대로 유지합니다. 주말에도 기상 시간을 일정하게 유지해야 합니다. 즉, 보충하기 위한 잠을 자지 않도록 합니다. 그렇지 않으면 수면압이 줄어들게 됩니다. 더 빨리 잠들 때까지 수면압은 계속해서 누적되어야 합니다. 수면압이 높아지지 않는 경우(즉 더 빨리 잠들지 않는 경우) 수면 요구량이 잘못 판단되었을 수 있으므로 취침 시간을 15분 더 늦춰 볼 수 있습니다. 처음에 정해진 임시 취침 시간으로 빨리 잠드는 데 성공하면 취침 시간을 앞당기는 다음 단계로 진행할 수 있습니다.

프로그램을 진행하면서 매주 취침 시간을 약간 앞당길 것입니다. 일반적으로 몇 주만 지나면 자녀가 20분도 채 안 되어 잠이 들고, 아침에 잘 일어나게 되고, 낮 동안 별로 피곤해 보이지 않게 됩니다. 이는 최적의 수면 시간을 찾았다는 신호입니다. 아이들은 내부 '생체 시계'와 수면압 요구에 가장 잘 맞는 수면 패턴을 찾게 됩니다. 이는 부모가 원하는 시간보다 늦을 수도 있습니다. 단순히 잠이 적은 아이도 있습니다. 바쁜 하루를 보낸 후 부모도 자신만의 '휴식' 시간을 갖는 것이 중요하므로, 이러한 경우 몇 가지 옵션이 있습니다. 취침 시간과 기상 시간을 앞당길 수 있습니다. 자녀가 조용한 시간을 보내는 장소를 침실로 옮길 수도 있습니다(예를 들어 조용한 시간 장소를 침실로 설정). 자녀가 침실에서 조용한 시간을 보내는 것에 대해 걱정한다면, 2부 5장에 설명된 단계를 사용하여 자녀가 방에 혼자 있는 것에 대한 걱정을 다루도록 합니다.

언제 이야기 시간을 가져야 할지 혼란스럽습니다.

이야기 시간이 아이들과 함께 하는 취침 시간 루틴인 경우가 많습니다. 조용한 시간 중 언제가 이야기 시간으로 적합할지는 아이마다 다를 수 있습니다. 평소처럼 취침 직전에 가지는 것이 좋을 때도 있습니다. 아이들이 조용한 시간을 보내고 취침 시간 10분 전에 이불 *위에* 앉아 이야기 시간을 가집니다. 그러나 아이들이 부모와 떨어지는 것에 대해 매우 불안해하는 경우에는 이야기 시간을 조용한 시간 중 앞쪽으로 당기는 것이 유용할 수도 있습니다. 그래서 아이들의 조용한 활동의 일환으로 이야기 시간을 가질 수도 있습니다. 그런 다음 취침 시간에 방에 아이를 두고 부모는 방을 나갑니다. 즉, 침대에 앉아 있다가 자리를 떠나는 절차를 없앨수 있습니다. 자녀에게 가장 적합한 방법을 찾으려면 첫 주 동안 약간의 시행착오가 필요할 수 있습니다.

아이가 불을 켜고 자고 싶어 합니다.

불을 켜고 자고 싶어하는 것은 불안한 아이들에게 꽤 흔한 일입니다. 새로운 취침 시간을 설명하기 위해 '소등'이라는 용어를 사용하지만 문자 그대로 받아들여서는 안 됩니다.

한 번에 한가지씩 변경해야 하는 것을 기억하는 것이 좋습니다. 불을 켜고 자는 것은 취침 시간 제한과 수면 제한을 하는 동안은 계속해도 괜찮습니다. 자녀가 스스로 잠들고 덜 불안하게 잠들게 하는 것이 조명에 대한 걱정보다 더 중요하고 효과적입니다.

아이가 슬립오버가 있어요.

가능하다면 수면 개입의 처음 2주 동안은 자녀가 평소에 취침하는 침대에서 새로운 수면 패턴을 만드는 데 집중하는 것이 가장 좋습니다. 따라서 우리는 효과적인 수면 개입 치료를 위해 최소 2주 연속 주말에 슬립오버를 하지 않는 것을 권장합니다. 그러나 이것이 가능하지 않은 경우 자녀의 수면 시간을 어느 정도 통제할 수 있도록 당신의 집에서 슬립오버를 해보도록 합니다. 슬립오버에서 잠을 적게 자더라도 낮잠을 자지 않도록 하고 다음날 밤 더 빨리 잠들 수 있도록 추가 수면압을 활용합니다. 그런 다음 평소처럼 개입을 계속합니다.

우리 아이는 형제 자매와 방을 함께 사용합니다.

어떤 아이들은 형제자매와 침실, 심지어 벙커 침대를 공유하기도 합니다. 또 다른 경우에는 쌍둥이 중 한 명에게만 이러한 제한 요법을 적용하기도 했습니다. 이러한 요법들은 그런 다소 특수한 상황에서도 평소와 같이 수행할 수 있습니다. 취침 전 활동이 얼마나 조용한지, 조명이 얼마나 어두워야 하는지에 대해 조금 더 생각하면 됩니다. 예를 들어, 한 아이는 같은 방에 동생이 있었고 두 아이는 벙커 침대를 공유했습니다. 우리는 큰 아이를 위해 예정된 취침 시간을 유지했고, 어린 동생은 형만큼 늦게까지 깨어 있기를 원할 수도 있다고 생각했습니다. 우리의 예상이 맞았습니다. 그러나 우리는 또한 동생이 일주일 동안 계속 늦게까지 깨어있을 수 없을 것이라고 생각했습니다. 예상한 대로 동생은 평소 취침 시간에 잠이 들었고, 그럼으로써 형(누나)는 북 라이트를 켜고 책을 읽은 후 계획을 지킬 수 있었습니다.

아이들의 새로운 수면 시간을 부모의 야간 및 아침 루틴에 맞추려면 어떻게 해야 합니까?

부모도 바쁜 하루를 보낸 후 쉬면서 자기 전에 휴식 시간을 갖는 것이 중요합니다. 때로는 부모가 자녀가 기상했는지 확인하기 위해 주말 오전 6시 30분에 일어나기를 원하지 않을 수도 있습니다. 때때로 부모는 더 많이 자고 싶은데 아이는 그렇지 않은 경우가 있습니다.

　이런 상황에 대해 쉬운 답은 없으며 일반적으로 약간의 창의성이 필요합니다. 아침에는 자녀가 알람 사용에 익숙해지도록 도와야 합니다. 다양한 화려하고 흥미로운 알람들도 있으므로 아이가 좋아하는 알람을 찾는 것은 훌륭한 전략이 될 수 있습니다. 어떤 아이들은 알람 시계를 사용하면서 느끼는 어른스러운 느낌을 좋아하기도 합니다. 주말에 아침에 일어나서 할 수 있는 활동을 준비하는 것도 좋은 방법입니다. 아이들에게 기상해서 만화영화를 보거나 레고를 할 수 있다고 알려 줍니다. 취침 시간이 상당히 늦은 경우 자녀가 침실에서 조용한 시간 활동을 하도록 격려하는 것이 좋습니다(침대에서는 안 됨). 아이들이 조용한 시간을 보낼 수 있게 방에 '조용한 구석'이나 조용한 시간을 위한 책상을 마련해 줄 수도 있습니다. 이것이 일반적으로 아이의 수면 필요량과 '조용한 시간'에 대한 부모의 필요에 균형을 맞추는 가장 좋은 방법입니다. 아이들이 방에 앉기를 거부하거나 매우 불안해하는 경우, 이후에 나오는 노출 사다리 기법을 사용하여 (2부, 5장) 조용한 시간을 수행하는 현재 위치(예, 주방 식탁)에서 자녀의 침실로 옮겨 봅니다. '장기적인 효과를 위해 단기적인 고통이 따른다'는 문구가 여기에 해당합니다. 몇 주 동안 부모의 힘든 아침, 저녁 시간이 자녀의 수면 문제를 극복하는 데 도움이 될 것입니다.

우리 아이의 등교를 위한 기상 시간은 오전 6시 30분입니다. 주말에도 계속 오전 6시 30분에 일어나야 합니까?

아닙니다. 개입의 주요 목적은 아이들이 자신의 침대가 두려움을 느끼는 장소가 아니며 스스로 잠들 수 있다는 것을 배우도록 돕는 것입니다. 일정한 기상 시간은 몇 주 간의 수면 개입 기간 동안 매우 중요합니다. 이 기간 동안 부모가 자녀가 아침에 기상해서 활동하도록 할 수 있다면 이상적입니다(특히 자녀가 수면 제한 프로그램을 수행하는 경우). 그러나 장기적으로 볼 때 아이가 걱정이나 불안을 극복하도록 돕는 것의 장점은 삶의 다른 여러 영역에서 독립성을 키울 수 있도록 하는 것입니다. 그 중 하나가 아침에 기상하는 것입니다(다시 말하지만, 알람 시계를 사용하도록 도와주는 것). 아이들의 신체 시계 또한 이 시간에 아이들을 깨울 수도 있습니다. 위와 같이 아이가 기상했을 때 할 수 있는 일련의 활동이 정해 두는 것이 좋습니다.

아이가 사건수면(야뇨증, 야경증, 몽유병 등)을 자주 경험하는 경우 이 프로그램을 사용해도 됩니까?

야간 불안보다는 사건수면이 부모의 주된 걱정인 경우 3부의 프로그램을 참조합니다. 취침 시간 불안/저항/거부에 대한 우려가 주된 문제이고 아이가 가끔 사건수면을 경험하는 경우에도 이 프로그램을 사용하는 것은 여전히 적합합니다. 아이가 과거에 사건수면을 경험한 적이 있는 경우에도 취침 시간 제한 프로그램으로 인해 사건수면이 재발할 가능성은 낮습니다. 마찬가지로 현재 사건수면을 경험하고 있어도 취침 시간 제한 방법이 빈도를 증가시키지는 않을 것입니다. 침대에 있는 시간 제한은 더 어린 아이들(예, 미취학 아동)에게는 사건수면이 나타날 가능성을 더 높이지만, 우리의 자체 연구에 따르면 취학 연령 아동의 경우는 매우 드뭅니다. 그러나 수면 제한은 사건수면을 악화시킬 수 있으므로 자녀가 현재 사건수면을 경험하고 있다면 취침 시간 제한만을 수행하는 것이 좋습니다.

취침시간 제한

수면 일기를 활용하여 최소 일주일 동안 아이의 수면을 기록하면 프로그램의 주요 부분을 시작할 준비가 된 것입니다. 이제 아이의 수면 일정을 변경하기 시작합니다. 우리는 두 가지 기법을 설명할 것입니다. 위의 일반적인 질문 및 문제 섹션과 아래 기술한 간략한 각 기술의 장단점에 대해서 살펴보고 당신, 당신의 자녀 및 가족에게 가장 적합한 방법을 결정하면 됩니다. 최종 결정을 내리기 전에 유사한 두 기법을 모두 읽어보는 것이 좋습니다.

취침시간 제한은 언제 사용해야 합니까?
자녀가 다음 중 하나에 해당하는 경우:
- 자녀가 잠드는 데 오랜 시간이 걸립니다(참고, 20분 이상).

- 자녀가 밤에 자주 깹니다.
- 자녀가 잠자리에 들기 싫어합니다.
- 자녀가 취침 시간에 매우 불안해합니다.
- 자녀가 당신의 침대 또는 형제자매의 침대에서만 잠들려고 합니다.
- 자녀가 당신이 방에 있어야만 잠이 듭니다.

왜 취침시간 제한을 사용하나요? (수면 제한 대신)

일반적인 질문 및 문제 섹션(73-86쪽)에서 논의한 바와 같이, 취침 시간 제한은 자녀가 평균적으로 취하는 수면 시간을 제한하지 않기 때문에 더 부드러운 접근 방식입니다. 수면 제한은 이름에서 알 수 있듯이 일시적으로 약간의 수면 감소/수면박탈을 수반하기 때문에 초기 취침시간이 너무 늦어서 부모가 관리하기 어려울수 도 있습니다. 이 경우에는 취침시간 제한을 선호할 수도 있습니다. 자녀가 사건수면(야뇨증, 야경증)을 경험하는 경우에도 취침 시간 제한을 고수해야 합니다.

취침 시간 제한이 더 부드러운 방법이기 때문에 처음 며칠 동안은 잠들 때까지 아이는 침대에서 일어났다가 누웠다가 반복할 것입니다. 따라서 다시 침대에 눕히는 루틴을 따를 준비가 되어 있어야 합니다(일반적인 질문 및 문제 섹션 참조). 더 빠른 결과(단기적 고통, 장기적 효과)를 원하고 자녀가 사건수면이 없다면 다음 섹션에 설명되는 수면 제한을 선택할 수 있습니다.

취침 시간 제한에는 어떤 것이 포함되나요?

취침 시간 제한은 아이가 취침 시간(즉, 자녀를 재우는 시간)을 더 늦은 시간으로 변경하여 빠르고 독립적으로 잠들 수 있게 하고 밤에 깨는 것을 줄이는 방법입니다. 아이를 더 오래 깨어 있도록 하는 것이 부모에게 비생산적으로 보일 수도 있지만 다음의 두 가지를 기억하는 것이 중요합니다. 첫째, 아이의 현재 수면 시간을 급격하게 바꿔서는 안 되며, 침대에 누워 있는 시간과 수면의 질만 변화되어야 합니다. 둘째, 변화는 일시적이며 취침 시간은 자녀에게 최적의 취침 시간에 도달할 때까지 계속 변경됩니다.

시작하기:

취침시간 제한에는 4단계가 포함됩니다.

1. 수면 일기 정보를 사용하여 아이의 일주일 동안의 평균 수면 시간을 계산합니다.
2. 일관된 기상 시간을 갖도록 합니다(가족 및 학교 약속에 적합한 시간).
3. 새로운 (임시) 취침 시간을 만듭니다(2단계 빼기 1단계).
4. 성공적인 수면을 취하면 매주 취침 시간을 15분씩 앞당기는데, 이 과정을 아이가 20분 이내에 잠들면서도 낮에 심각한 문제(예, 수업 중 잠들기, 집중하기 어려움 등)를 경험하지 않는 단계에 도달할 때까지 반복합니다.

취침시간 제한 프로그램

1주차
자녀의 '새로운' 취침시간 정하기

일주일간의 수면 일기를 완료하면 다음을 수행해야 합니다.

1. 매일 밤 평균 수면 시간을 구합니다(한 주 동안 매일 수면 시간을 합산하여 7로 나눕니다).

2. 아이와 가족에게 적합한 일관된 기상 시간을 정합니다 (즉, 모든 가족이 집에서 출발하고 자녀가 학교에 제 시간에 도착하기 위해 일어나야 하는 시간).

기상 시간을 설정하면 평균 수면 시간을 뺍니다. 이것이 임시적으로 잠자리에 드는 시간이 됩니다.

아래에 예로 든 표에서 아이가 매일 밤 평균 9시간의 수면을 취하고 기상 시간이 오전 7시에 설정되어 있는 경우 새로운 수면 일정의 첫 번째 단계 취침 시간은 오후 10시입니다. 다소 늦은 새로운 취침 시간은 아이들에게 가장 중요한 수면압을 쌓을 더 많은 시간을 제공합니다. 앞서 언급했듯이 수면압은 불안을 완화하는데 도움이 되므로 수면압을 높임으로써 아이가 밤에 걱정하는 것을 줄이는 데 도움이 될 것입니다. 경우에 따라, 첫 번째 단계에서 새로운 임시 취침 시간이 이전보다 훨씬 늦어질 수도 있습니다. 7세 아이가 밤 11시에 잠자리에 드는 경우도 있었습니다. 그러나 이 방법은 자녀가 기존 평균 수면 시간을 줄이기 위한 것이 아님을 기억하는 것이 중요합니다. 오히려 '침대에 있는 시간 = 잠자는 시간'으로 침대에 있는 시간을 압축하는 것이며, 이것이 일시적이라는 점을 기억하는 것도 중요합니다.

아래 표에 자녀의 기상 시간, 평균 수면 시간, 새로운 취침 시간을 입력할 수 있습니다.

	새로운 기상시간	평균 수면시간	새로운 취침시간
예시	오전 7시	9시간	오후 10시
당신의 자녀			

참고: 일주일 동안 자녀의 평균 수면이 애매한 숫자인 경우(예, 9.7시간) 가장 가까운 30분 단위로 내림합니다(예, 9.5시간).

일주일 동안 자녀의 새로운 취침 시간 루틴과 시간을 지킵니다. 아이가 매일 밤 빨리 잠들면(첫 주에는 훨씬 더 빠를 것으로 예상되지만 15분 미만인 경우), 침대에 눕는 취침 시간을 15분 앞당깁니다. 이것을 일주일 동안 지속하고 계속해서 빨리 잠들면 다시 15분 일찍 당깁니다. 이러한 과정을 아이가 대략 20분 이내에 잠들고 주간에 수면 부족으로 인한 증상을 경험하지 않을 때까지 반복합니다.

이 개입을 시작해야 하는 정해진 요일은 없습니다. 아이와 가족에게 가장 적합한 시점이 중요합니다. 즉, 새로운 수면 일정을 고수할 수 있는 타이밍이 중요합니다.

어떤 가족은 이 방법을 금요일 밤에 시작하여 아이가 학교에 가기 전에 며칠 동안 새로운 취침 시간에 적응하도록 하지만, 우리의 경험에 따르면 어느 요일에 시작해야 하는지는 중요하지 않습니다. 그것은 부모와 아이의 선택입니다. 루틴을 따를 준비가 되어 있고 동기 부여가 되어 있다는 느낌이 더 중요합니다.

이 책의 앞부분에서 만난 토머스와 함께 단계별 예시를 살펴보겠습니다.

예시: 토머스 - 10세

토머스는 잠드는 데 오랜 시간이 걸리는 10살 소년입니다. 그는 엄마와 함께 살고 있습니다. 토머스와 엄마의 밤은 토마스가 너무 지쳐서 잠이 들 때까지 말다툼을 하고 울고, 때로는 엄마가 아이의 침대에 앉아 있기도 합니다. 엄마는 토마스의 현재 수면 상태를 측정하기 위해 *기본* 수면 일기를 작성했습니다(0주차라고 생각할 수 있습니다). 프로그램을 시작하기 전에 매일 밤 토머스의 수면이 어떤지 살펴보겠습니다.

월요일 밤: 엄마는 토머스를 오후 7시 30분 잠자리에 들게 했습니다. 그러나 토마스는 침대에서 일어났다가 다시 누웠다가를 반복하다가 오후 9시에 잠들었습니다. 그런 다음 토머스는 엄마가 오전 6시 30분에 깨울 때까지 잠을 잤습니다. 토마스의 수면 잠복기(SOL)는 1.5시간(오후 7시 30분부터 오후 9시까지)이었고, 총 수면 시간(TST)은 9.5시간이었습니다.

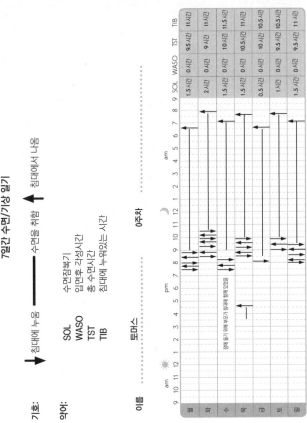

화요일 밤: 토머스는 좀 더 늦게 오후 8시 30분에 잠자리에 들었고, 일어났다 누웠다를 여러 번 반복한 후 2시간 후인 오후 10시 30분에 잠 들었습니다. 토마스는 대략 오전 7시 30분까지 깨어나지 않고 잠을 잤습니다. 수면 잠복기(SOL)는 2시간이었고 총 수면 시간(TST)은 9시간이었습니다.

수요일 밤: 엄마는 화요일 밤에 토마스가 충분한 수면을 취하지 못한 것을 염려하여 오후 7시 30분에 잠자리에 들게 했습니다. 토마스는 침대에서 일어 났고 엄마는 아이를 다시 침대로 데려가 잠들 때까지 함께 누워있었습니다. 수면잠복기는 1.5시간이었고 10시간 동안 잤습니다.

목요일: 목요일 방과 후 토마스는 소파에서 잠이 들었습니다. 엄마는 사실을 알고 바로 토마스를 깨웠습니다. 엄마는 토마스가 약 1시간 동안 잠을 잔 것으로 추정했습니다. 토마스는 오후 8시 30분에 잠자리에 들었고 오후 10시에 잠들 때까지 일어났다 누웠다를 반복했습니다. 수면잠복기는 1.5시간이었고 총 수면시간은 10.5시간이었습니다. 총 수면시간에는 모든 낮잠이 포함됩니다.

금요일: 금요일 밤 토마스는 오후 8시에 잠자리에 들었고 20분만에 잠들었습니다. 밤새 잠을 잘 잤고 오전 6시 30분에 일어났다. 토머스 엄마는 수면잠복기를 30분으로, 총수면시간을 10시간으로 적었습니다.

토요일: 토마스는 금요일 밤에 아주 잘 자는 것 같았습니다(수면압이 잘 작동한 좋은 예시에 해당합니다!). 토요일 밤 토마스는 영화를 보고 조금 늦게 밤 9시에 잠자리에 들었습니다. 한 번 일어났지만 결국 다시 잠자리에 누웠고 오후 10시에 잠이 들었습니다. 토마스는 9.5시간 잤고 오전 7시 30분에 기상했습니다. 수면 잠복기는 1시간이었습니다.

일요일: 토마스는 오후 8시에 잠자리에 들었습니다. 9시 30분에 잠이 들 때까지 침대에서 일어났다 누웠다가를 반복했고 수면잠복기는 1.5시간이었습니다. 9.5시간의 수면을 취한 후 오전 7시에 일어났습니다.

토마스 엄마는 이제 아이의 평균 총 수면 시간을 계산해야 합니다. 수면 일기에서 평균 총 수면 시간은 9.71시간이고, 이를 9.5시간으로 내림했습니다.

1주차

토마스는 학교에 갈 준비를 하기 위해 오전 7시에 일어나야 하므로 이 시간이 일정한 기상 시간이 됩니다. 이것은 취침 시간 제한 프로그램을 수행하는 동안 토마스의 기상 시간입니다. 새로운 취침 시간은 새로운 기상 시간(오전 7시)에서 평균 수면 시간(9.5시간)을 빼서 정합니다. 따라서 토마스의 새로운 임시 취침 시간/소등 시간은 오후 9시 30분이 됩니다.[2] 토마스는 일주일 동안 이 취침 루틴을 유지할 예정입니다.

첫 번째 단계에서 자녀의 새로운 취침 시간이 현재 재우고 있는 시간보다 훨씬 늦을 수도 있습니다. 하지만 이것은 일시적인 것이며 기존 수면 양을 기반으로 하는 것임을 기억해야 합니다.

줄어드는 것은 취침 시간의 저항, 침대에 들락날락하는 정도, 걱정, 갈등입니다. 1부 4장에서 우리는 늦은 취침 시간이 불안, 수면 또는 침실에 대한 걱정을 완화하는 데 어떤 도움이 되는지에 대해서도 이야기했습니다.

'이 새로운 취침 시간은 일시적일 뿐이며 기존 수면 양을 기반으로 하는 것임을 기억해야 합니다.'

토마스의 1주차 수면 스케줄:

	조용한 시간	취침시간	기상시간
1주차	8.30 p.m.	9.30 p.m.	7 a.m.

2)　우리는 종종 취침 시간을 '소등' 시간이라고 합니다. 그러나 일부 어린이는 야간등을 켜고 자는 것을 선호합니다. '소등' 시간은 모든 조명을 꺼야 한다는 의미가 아닙니다. 평상시의 조명 상태로 침대에 있는 시간 제한을 할 수 있도록 한 번에 한 가지씩 해결하는 것이 좋습니다.

아래에 당신 자녀의 1주 일정을 작성할 수 있습니다.

자녀의 1주차 수면 스케줄:

	조용한 시간	취침시간	기상시간
1주차			

자녀의 취침 전 활동 관리하기

자녀의 취침 시간이 늦어지면 저녁에 남는 시간을 어떻게 보낼지에 대한 계획이 필요합니다. 자녀의 새로운 취침 시간은 당신이 보통 잠자리에 드는 시간과 같을 수 있습니다(때로는 더 늦을 수도 있음). 따라서 이 남는 시간을 당신 시간과 자녀 시간 사이의 균형을 맞추는 활동으로 채우는 것이 중요합니다.

이러한 활동은 잠자리에 들기 최소 1시간 전('조용한 시간')에 시작하는 것이 좋지만 더 일찍 시작해도 됩니다. 조용한 시간 동안의 대부분의 요소들(예, 소음, 빛)과 마찬가지로 자녀의 취침 전 활동은 덜 자극적이어야 합니다. 그리고 새로운 취침 시간이 가까워지면 더 조용해져야 합니다. 전등 조도를 낮추는 것처럼 자녀의 취침 전 활동 레벨도 낮춰야 합니다. 예를 들어, 처음에는 거실에서 조도가 낮은 조명에서 조용한 TV 프로그램을 보면서 시간을 조금 더 보낸 다음 어두운 조명의 침실 바닥으로 이동해서 조용한 퍼즐이나 레고 놀이 등을 할 수 있습니다. 그런 다음 잠시 후 침대 이불 위에서 가벼운 독서를 시작하여 이불 속으로 들어가서 독서를 마칠 수 있습니다.

　자녀와 함께 고를 수 있는 '활동 메뉴'를 생각해 봅시다. 예를 들면 그림 그리기, 책 읽기, 공예 등이 있습니다. 편안한 영화나 TV 쇼를 보는 것도 괜찮습니다. 취침 시간에 '해야 할 일과 하지 말아야 할 일'에 대해서는 '수면 습관' 섹션을 참조하시기 바랍니다(2부, 2장). 자녀를 취침시간에 잠이 들게 하기 위해서 이 시간 동안에는 깨어 있어야 합니다. 따라서 이러한 활동을 하는 동안에는 소파나 빈백 의자에 눕지 않고 앉아 있어야 합니다. 부엌 식탁이나 방 안의 책상에 앉는 것이 그들이 깨어 있는 것에 도움이 되는 전략입니다. 자녀가 늦어진 새로운 취침 시간에 조금 더 졸리도록 격려가 필요한 경우라면, 조용한 시간이 끝날 무렵 침대에서 구부정한 자세로 조용한 활동을 완료하도록 하는 것도 괜찮습니다. 우리는 눕는 자세에 가까울수록 더 졸리다고 느끼는데, 이는 우리 몸이 잠잘 준비를 하기 때문입니다.

취침 전 활동은 다음과 같아야 합니다.

- 자녀가 선택할 수 있는 다양한 활동
- 조용한 활동(신체적 또는 정서적으로 자극적이지 않은 활동, 숙제는 안됨)
- 어두운 조명에서 진행(예, 자녀 침실의 램프)
- 취침 전 최소 1시간 동안 진행

활동의 예시

- 그림
- 공예, 레고
- 퍼즐
- 독서
- TV 시청
- 음악 듣기

　자녀와 대화를 나누어 매일 밤 선택할 수 있는 다양한 조용한 활동의 '메뉴'를 생각해 낸 후에는 정리해 두어서 밤이 깊어질 수록 덜 자극적인 활동을 하는 것을 기억합시다.

　아래에서 자녀와 함께 '조용한 활동 메뉴'를 작성할 수 있는 방법의 예시를 제공합니다. 책의 끝 부분에 이 양식을 제공하였으니 복사해서 자녀와 함께 사용합니다.

조용한 활동메뉴

취침전 활동	조용한 정도의 평가	조용한 활동 메뉴	시간
저녁 식사 시간과 수면 시간 사이에 자녀가 할 수 있는 활동을 최대한 많이 나열합니다.	각 활동에 대해 '조용한 등급'을 매깁니다. 1은 매우 조용하고 편안하며 10은 매우 자극적인 활동입니다.	당신이 '조용한' 활동이라고 동의하는 모든 활동을 나열합니다.	자녀가 각 활동을 할 수 있는 시간대를 알려줍니다.(저녁 식사와 취침 시간 사이).
비디오 게임하기 (마인크래프트)	9	TV	7 p.m.–8 p.m.
거실에서 TV 시청하기	4	레고	7 p.m.–8 p.m.
유튜브 시청	8	책읽기	8 p.m.–9 p.m.
음악감상	1	음악 듣기	8 p.m.–9 p.m.
악기연주	6	퍼즐	8 p.m.–9 p.m.
침실바닥에서 레고 놀이	3		
침대 위에서 종이 책읽기	2		
퍼즐	4		
트램폴린 위에서 점프	10		

위의 예시에서 아이는 오후 8시(동생이 잠자리에 들 때) 이전에 TV를 시청하고 레고를 가지고 놀 수 있습니다. 그런 다음 잠자리에 들기 전 한 시간 동안 세 가지 활동(독서, 음악 듣기, 퍼즐) 중에 선택을 합니다.

취침 시간 제한 1주 차에 토머스가 어떻게 지내는지 살펴보겠습니다.

토머스는 취침 시간 제한 1주차를 완료했습니다.

첫날밤은 여전히 어려웠습니다. 아이는 침대에 들락날락했고 매우 속상해했습니다. 엄마는 이런 상황을 이전 섹션에서 설명한 방법을 이용하여 참아냈습니다. 엄마는 토머스가가 침대에서 벗어날 때마다 아이를 침대에 다시 데려다 주고, 굿나잇 뽀뽀를 해주고, '아침에 보자'라고 말하고는 아이의 방을 나갔습니다. 토머스는 이것에 대해 상당히 속상했지만 엄마는 이를 참아냈고 오후 10시 30 분이 되자 잠이 들었습니다.

두 번째 밤에 토머스는 취침 후 한 번 침대에서 나왔고 엄마는 다시 루틴을 고수했습니다. 단 이틀 밤만에 토머스는 새로운 임시 취침 시간에 잠이 들었고 계속 잘 잤습니다. 아이는 또한 밤에 잠에서 깨어나지 않았고 예전처럼 나쁜 꿈을 많이 꾸지 않는 것 같았습니다(아이가 덜 불안한 것을 표현하는 방식일 수 있음). 거의 불가능한 개선처럼 보일 수 있지만 임상에서는 이러한 일을 자주 경험할 수 있습니다.

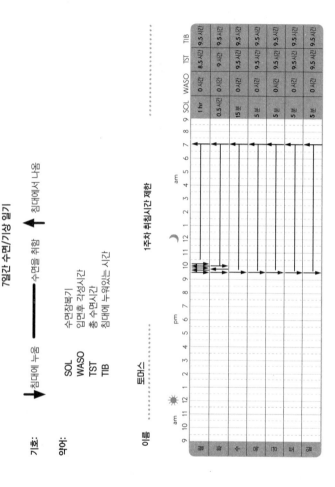

토머스는 매우 빨리 잠이 들고 기상시 더 졸려 보였습니다 (즉, 기상하기가 더 어려웠다). 이제 2주차로 넘어갈 준비가 되었습니다. 여러분도 마찬가지입니다!

2주차

일주일이 지나면 아이는 임시 취침시간에 더 빨리 잠들 것입니다. 아이가 밤 중간에 깨더라도 덜 깨는 것도 느낄 수 있을 것입니다. (예를 들어, 아기가 당신 방으로 오는 밤이 더 적어 졌을 수 있습니다).

때로는 이 새로운 일상에 적응하는 데 시간이 걸릴 수 있습니다. 특히 주말이 다가올수록 자녀가 낮 동안 조금 더 피곤해할 수 있습니다. 그러나 이를 견디고 1주간 일정을 지키는 것이 중요합니다.

1주차가 끝날 때쯤, 아이가 빨리 잠들고 불안과 저항이 줄어들었다면 2주차 계획으로 넘어갈 수 있습니다.

아이가 새로운 일상에 적응하는 데 시간이 더 걸린다면 1주차 계획을 1주일간 더 유지합니다.

아이가 여전히 잠드는 데 어려움을 겪고 있다면 기존 수면시간을 잘못 알고 있었을 수 있습니다. 다음 주에는 취침 시간을 15분 늦춥니다. 그러면 결국 수면압이 높아져서 더 쉽게 잠들 수 있습니다.

이제 토머스가 어떻게 지내는지 살펴보겠습니다.

* 취침 시간이 15분 빨라졌습니다(토머스가 1주차에 잠드
  는 데 걸리는 시간이 20분 미만이기 때문)
* 기상 시간은 동일하게 유지됩니다.

토머스의 2주차 스케줄

	조용한 시간	취침시간	기상시간
2주차	8.15 p.m.	9.15 p.m.	7 a.m.

2주차에 토머스의 새로운 취침 시간은 이제 오후 9시 15
분이며, 오후 8시 15분부터 조용한 시간을 갖습니다. 기상시
간은 오전 7시로 고정돼 있습니다.

아래에 자녀의 2주차 일정을 작성할 수 있습니다.

2주차 수면 스케줄

	조용한 시간	취침시간	기상시간
2주차			

2주차 수면 일기에서 토머스가 이제 대부분 밤에 빨리 잠
드는 것을 확인할 수 있습니다. 토요일 밤에는 토머스가 바쁜
하루를 보냈고 안정되는 것이 조금 더 어려웠습니다. 그러나

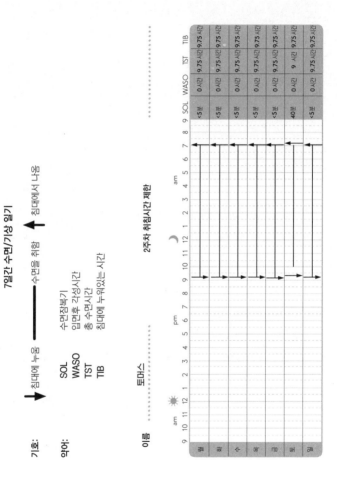

7일간 수면/기상 일기

기호:

↓ 침대에 누움   ━━━▶ 수면을 취함   ◀━━ 침대에서 나옴

약어:

SOL   수면잠복기
WASO   입면후 각성시간
TST   총 수면시간
TIB   침대에 누워있는 시간

이름   토마스   2주차 취침시간 제한

요일	SOL	WASO	TST	TIB
월	<5분	0시간	9.75시간	9.75시간
화	<5분	0시간	9.75시간	9.75시간
수	<5분	0시간	9.75시간	9.75시간
목	<5분	0시간	9.75시간	9.75시간
금	<5분	0시간	9.75시간	9.75시간
토	40분	0시간	9시간	9.75시간
일	<5분	0시간	9.75시간	9.75시간

토머스는 여전히 자신의 침대에 잘 누워 있었습니다. 엄마는 기상 시간을 일관되게 고수하여 토머스가 낮 동안 필요한 수면압을 쌓을 수 있도록 했습니다. 토마스가 계속 빨리 잠들기 때문에 이제 취침 시간 제한 3주차 프로그램을 진행할 수 있습니다.

3주차

2주차가 끝날 무렵에는 아이가 아주 빨리(15-20분 이내) 잠들고 밤새 더 잘 자는 것을 알 수 있을 것입니다. 한주 동안 이 새로운 취침 시간을 지킨 다음, 자녀가 여전히 빨리 잠들면(토머스처럼) 3주차 프로그램을 진행합니다. 2주차에도 자녀가 잠드는 데 20분 이상 걸리는 경우, 다음 1주에는 2주차와 동일한 일정으로 진행합니다.

토머스의 3주차 일정

	조용한 시간	취침시간	기상시간
3주차	8 p.m.	9 p.m.	7 a.m.

3주차에 토머스의 새로운 취침 시간은 이제 오후 9시이고 조용한 시간은 오후 8시부터입니다. 아이의 기상 시간은 오전 7시로 유지됩니다. 토마스는 약 10시간 동안 밤에 잘 수 있게 되었습니다.

자녀를 위한 일정도 기록합니다.

자녀의 3주차 일정

	조용한 시간	취침시간	기상시간
3주차			

토머스의 수면 일기에서 매일 밤 잠드는 데 약 15분이 걸린다는 것을 알 수 있습니다. 엄마는 아이가 낮에 졸려 보이지 않는다고 보고했습니다. 이것은 토머스가 '최고의' 취침 시간을 발견한 것을 시사합니다. 따라서 이 시간이 토머스의 새로운 수면 루틴이 됩니다.

오후 9시가 너무 늦다고 느껴지면 엄마는 취침시간을 오후 8시 30분, 기상 시간은 오전 6시 30분으로 정할 수도 있습니다. 또는 조용한 시간을 오후 8시부터 시작하여 방에 앉아 있다가 오후 9시에 잠자리에 드는 것도 괜찮습니다. 필요한 수면 시간은 아이마다 다르다는 것을 명심합니다. 만약 아이가 비교적 쉽게 일어나고 낮 동안 기능을 잘 하고 있다면, 비록 또래들이나 또는 부모가 원하는 수면 시간보다 조금 더 적거나 많더라도 아이들은 충분한 수면을 취하고 있다는 것을 의미합니다.

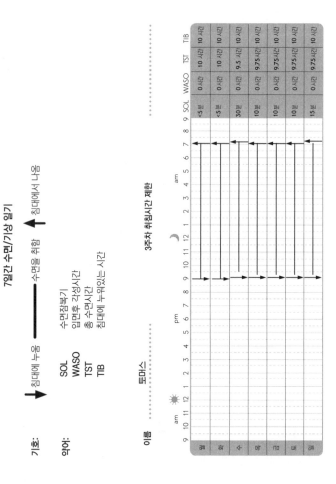

이제 당신 차례입니다.

아래는 자녀를 위한 주간 일정 기록표입니다. 복사하여 작성하는 경우를 위해 이 책의 뒷 부분에 동일한 표를 제공합니다.

자녀를 위한 취침 시간 제한 일정

자신의 침대에서 자려고 하지 않는 아이의 취침 시간 제한

지금까지 자신의 침대에서 잠을 자기 어려운 10세 토머스와 함께 취침 시간 제한을 수행하는 방법과, 당신 자녀와 함께 취침 시간 제한을 수행하는 방법을 안내했습니다.

토머스의 예시가 당신 자녀의 상황과 일치하지 않는다고 생각하는 경우(예를 들어 자녀가 수면에 어려움을 겪고 당신의 침실에 있는 경우) 그리고 자녀에게 취침 시간 제한법을 사용하기 전에 다른 예시에 대해 읽어보고 싶은 경우 계속 다음 부분을 읽기를 권합니다.

자녀와 함께 취침 시간 제한을 시행할 준비가 되었다고 느끼시면 시작하셔도 좋습니다. 그러나 수면 제한이라는 대체 기법에 대해 먼저 읽어 보기를 바랍니다. 취침 시간 제한과 수면 제한은 매우 유사하지만, 두 기법에 대해 읽어보면 자녀에게 더 적합한 기법을 결정하는 데 도움이 될 수 있습니다. 이전 일반적인 질문 및 문제 섹션(87쪽)에서 취침 시간 제한 vs 수면 제한의 '장단점'을 찾을 수 있습니다.

	조용한 시간	취침시간	기상시간
1주차 날짜 _____			
2주차 날짜 _____			
3주차 날짜 _____			

예시: 소피-6세

　　토머스와 달리 소피는 침실에서 잠들기 위해 부모가 함께 누워 있어야 하고, 대부분의 경우에는 부모님 침대나 부모님 방의 매트리스에서 잡니다. 소피는 잠이 들 때 엄마가 함께 침대에 있는 것을 좋아하지만, 현실적으로는 침대 크기 때문에 점점 같이 자는 것이 어려워지고 있습니다. (엄마도 자신의 침대에서 자는 것을 좋아하는 사실을 떠나서도!). 소피는 또한 취침 시간에 소란을 피우면서 깨는 남동생과 방을 함께 쓰고 있었습니다. 소피가 부모님의 침대에서 잠들면 종종 다시 자신의 침대로 옮겨집니다. 그러나 아이는 자주 밤에 깨서 부모님 방으로 돌아갑니다. 지금은 모든 사람이 잠을 잘 수 있도록 부모는 자신들의 방에 소피가 잘 수 있는 매트리스를 설치했습니다. 토머스와 비교했을 때 상황이 다르고 좀 더 복잡하지만 소피의 취침 시간 제한 프로그램은 여전히 토머스에게 적용한 것과 동일한 패턴을 따릅니다. 임상에서 종종 취침 시간을 늦은 시간으로 설정하는 이유는 치료 초반부터 아이가 자신의 침대에서 잠들 수 있을 만큼 충분히 졸리게 하기 때문입니다(특히 다음 섹션에서 이야기할 수면 제한을 선택하는 경우). 그러나 그렇지 않은 경우 중요한 점은 한 번에 하나씩 변경하는 것을 명심합니다. 그래서 소피는 부모님의 침대에서 잠드는 것으로 치료를 시작해도 됩니다(부모 침대에서 부모가 곁에 없이도 잠이 드는 것을 목표로 함). 또는 부모가 문가에 서 있는 상태로 자신의 침대에서 치료를 시작할 수도 있습니다(하지만 그녀와 함께 침대에 눕지 않은 상태). 그런 다음 부모는 '노출'을 사용하여 소피가 걱정에 직면하고 자신의 침대에서 잘 수 있도록 돕습니다.

소피의 수면

소피의 0주차 수면 일기(114쪽)에서 매일 밤 잠들기까지 평균 1시간이 조금 넘는 시간이 걸린다는 것을 알 수 있습니다(수면잠복기 1시간). 또한 소피는 총 수면시간(TST)이 평균 9.5시간 정도입니다(기상 시간은 포함되지 않음). 소피의 초반 수면을 하나하나 살펴보겠습니다.

월요일: 부모는 오후 7시 30분경에 소피를 자신의 침대에 눕혔습니다. 하지만 소피는 엄마가 침대에 함께 앉을 때까지 여러 번 침대를 들락날락했고 결국 오후 9시에 잠이 들었습니다(수면잠복기 1.5시간). 소피는 대략 새벽 2시 30분 까지 자신의 침대에서 자다깨서 부모님 방 매트리스에서 더 잤습니다. 소피를 아침 7시에 깨웠고 7시 30분에 침대에서 일어납니다.

화요일: 소피는 오후 8시에 자신의 침대에 누웠습니다. 그러나 거의 곧바로 일어났고 매우 힘들어했습니다. 남동생도 깨어나서 부모는 소피를 자신들의 침대에 눕혔고 소피는 오후 8시 30분경에 잠들었습니다(수면잠복기 0.5시간). 다음날 소피는 오전 7시에 일어났습니다.

수요일: 수요일 밤에 부모는 소피를 본인 침대로 데려가는 데 집중하기로 했습니다. 부모는 소피를 오후 8시에 잠자리에 데려갔지만, 자주 침대에서 들락날락 했습니다. 하지만 부모는 매번 돌아가면서 아이를 본인의 침대로 데려갔습니다. 소피는 결국 오후 9시 30분에 잠이 들었습니다(수면잠복기 1.5시간). 소피는 오후 11시 30분 깼고, 부모는 다시 아이 침대로 데려가려 하지만 남동생을 깨우지 않으려고 결국 12시 30분부터는 부모 방에서 자게 됐습니다. 소피는 오전 5시 30분에 다시 잠깐 일어나지만 30분 후에 다시 잠이 들었다.

목요일: 소피는 오후 8시에 잠자리에 들었지만 거의 즉시 일어났습니다. 부모는 소피를 자신들의 방에 다시 눕혔고 엄마는 소피가 잠들 때까지 함께 누워 있었습니다. 엄마가 함께 있었지만 잠드는 데 1.5시간도 넘게 걸렸습니다(수면잠복기 2시간).

금요일: 금요일 저녁에 소피는 오후 9시까지 잠자리에 들지 않았습니다. 부모는 소피를 자신들의 방에 있는 매트리스 위에 눕혔습니다. 소피는 한 번 일어났고 아빠가 함께 누웠고 소피

는 잠이 들었습니다(0.5시간 수면잠복기). 그런 다음 소피는 오전 7시에 일어났습니다.

토요일: 토요일 저녁은 수면압이 잘 쌓인 좋은 예시에 해당합니다. 친구들이 저녁을 먹으러 집에 놀러왔고 소피는 밤 10시 30분에 잠자리에 들었습니다. 아이는 자신의 침대에서 잠이 들어서 오전 7시까지 잘 잤습니다.

일요일: 소피는 오후 8시경에 잠자리에 들었습니다. 몇 번 침대에서 들락날락 했습니다. 토요일에 늦게 잠을 잤고 다음 날에는 학교수업이 있기 때문에 소피를 부모 침실에서 재웠고, 오전 3시 30분경에 대략 30분(입면후 각성) 정도 깨어 있었고 오전 7시에는 소피를 깨웠습니다.

소피는 매일 밤 잠들기까지 평균 1시간(1시간 수면잠복기)이 걸리고 평균 9.5시간 동안 수면을 취했습니다. 소피는 평일 오전 7시 30분경까지 잤지만, 오전 6시 30분까지는 일어나야 가족이 제시간에 아이를 학교에 데려다 줄 수 있습니다. 따라서 오전 6시 30분을 소피의 기상 시간으로 하였습니다. 이것이 소피가 수면 개입 동안에 주말을 포함하여 매일 아침 일어나야 하는 시간입니다. 소피는 이미 잘 사용하고 있는 알람 시계가 있으므로 이것을 사용해서 오전 6시 30분에 일어나도록 할 것입니다.

7일간 수면/기상 일기

기호: │ 침대에 누움 ──── 수면을 취함 ← 침대에서 나옴

약어:
SOL 수면잠복기
WASO 입면후 각성시간
TST 총 수면시간
TIB 침대에 누워있는 시간

이름: ‥‥‥‥‥‥ 소파 ‥‥‥‥‥‥ 0주차

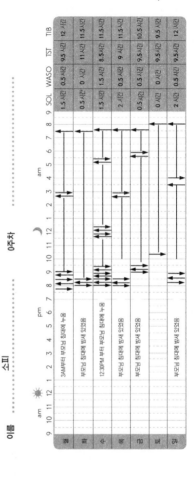

	SOL	WASO	TST	TIB
월	1.5 시간	0.5 시간	9.5 시간	12 시간
화	0.5 시간	0 시간	11 시간	11.5 시간
수	1.5 시간	1.5 시간	8.5 시간	11.5 시간
목	2 시간	0.5 시간	9 시간	11.5 시간
금	0.5 시간	0.5 시간	9.5 시간	10.5 시간
토	0 시간	0 시간	9.5 시간	9.5 시간
일	2 시간	0.5 시간	9.5 시간	12 시간

소피의 취침 루틴

프로그램을 시작하기 전 부모는 소피가 잠에 잘 들 수 있도록 취침 시간을 설정합니다. 소피는 방에 야간등을 계속 키기로 했습니다(남동생도 조명을 켜기를 원합니다). 오후 7시 소피는 짧은 샤워를 하고 이빨을 닦고 잠옷을 입습니다. 오후 7시 30분경, 소피와 부모 한 명이 소파에서 함께 책을 읽기 시작합니다. 때때로 책 읽기로 소피의 조용한 시간을 시작하기도 하는데, 편안한 활동이기 때문에 괜찮습니다. 조용한 시간을 시작할 때 부모는 소피가 화장실에 가야 하는지 확인하고 잠자리에 들기 전 마지막 음료를 조금 마시도록 합니다.

취침 시간이 되면 부모 중 한명이 소피를 잠자리에 들게 하고 소피를 안아주고 굿나잇 뽀뽀를 한 다음 방에서 나옵니다. 소피는 부모님 침실에서 잠 자는 것을 선택할 수 있지만 루틴은 동일하게 유지됩니다(즉, 부모님과 함께 있지 않음).

1주차

1주차에 새로운 임시 취침 시간은 오후 9시입니다(기상 시간인 오전 6시 30분에서 9.5시간 전). 소피는 부모와 함께 누워 있는 것을 포함하여 대부분 부모 침대에서 잤기 때문에 부모의 침대에서 스스로 잠이 드는 것으로 프로그램을 시작합니다. 조용한 시간은 적어도 오후 8시에 시작합니다. 안정/수면준비 시간 동안 소피는 어두운 조명에서 그림 그리기와 조용히 만들기 작업을 합니다. 이때 남동생은 이미 잠자리에 들었기 때문에 조용한 활동은 식탁에서 시행합니다.

소피의 1주차 수면스케줄

	조용한 시간	취침시간	기상시간
1주차	8 p.m.	9 p.m.	6.30 a.m.

첫날 밤은 소피 부모에게 힘든 날이었습니다. 부모가 침실을 떠날 때 소피는 매우 속상해 했습니다. 소피는 부모 침실 매트리스에서 벗어났지만 부모는 계획에 따라 침착하게 아이를 다시 부모 방으로 데려갔습니다. 이것을 10번 정도 반복했고 30분 동안 지속했고(부모에게는 훨씬 더 길게 느껴졌지만) 결국 소피는 스스로 잠들었습니다. 두 번째 날 밤, 소피는 엄마나 아빠와 함께 누울 필요 없이 부모 침실 매트리스에서 잠이 들었습니다(혼자 잠이 들 정도로 졸렸기 때문입니다.).

부모는 특히 소피의 야간 수면(즉, 수면의 질)에 큰 변화가 있음을 알 수 있었습니다. 예전에 소피는 침대 주변에서 많이 불안해했기 때문에 수면이 매우 얕았고 자주 깨는 것 같았습니다(소피는 많이 움직이고 상대적으로 자주 깨곤 했음). 첫 주 안에 소피는 밤에 깨는 일이 거의 완전히 사라졌고, 부모는 소피가 더 나은 질의 수면을 취하고 있다고 보고했습니다. 부모가 잠자리에 들 때 소피를 다시 자신의 침대로 부드럽게 옮겼고 소피는 그 곳에서 밤새도록 잠을 잤습니다. 단, 목요일 밤에는 오전 5시 30분에 부모의 방으로 돌아왔습니다.

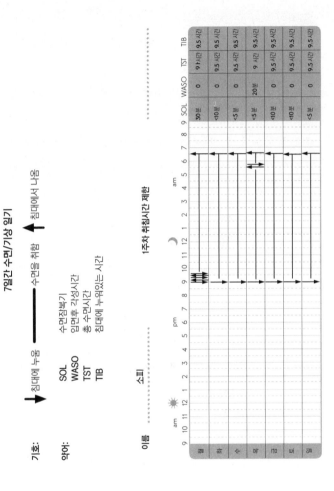

2주차

소피는 일주일 동안 대체로 빨리 잠들었기 때문에 2주차 프로그램에서는 취침 시간을 15분 앞당겼습니다. 따라서 2주차에는 취침 시간을 오후 8시 45분으로 변경했고 적어도 오후 7시 45분부터는 조용한 시간을 시작했습니다. (보통 남동생이 잠자리에 드는 시간에 조금 더 일찍 시작되지만). 아이가 잠이 드는데 시간이 걸리거나 밤에 깬다면 다음 단계로 진행하기 전에 1주차 계획을 한 주 더 유지합니다.

소피의 2주차 스케줄

	조용한 시간	취침시간	기상시간
2주차	7.45 p.m.	8.45 p.m.	6.30 a.m.

소피는 이제 혼자 잠이 듭니다. 월요일과 화요일 밤에 소피는 실제로 자신의 침대에서 잠들었고 쭉 잠을 잤습니다. 수요일부터 금요일까지는 매트리스에서 잤지만 여전히 스스로 혼자 잠들었습니다. 토요일에 소피 가족은 친구들을 집에 초대했기 때문에 소피를 오후 9시 30분에 재웠습니다. 아이의 수면압이 훨씬 더 높아졌기 때문에 이날 밤 자신의 침대에서 잠들 수 있었던 것은 놀라운 일은 아니었습니다. 루틴을 고수하면서 소피는 기상 시간 오전 6시 30분에 일관되게 일어났고 일요일 밤에는 매우 빨리 잠들었습니다. 소피의 수면 시간이 침대에 누워있는 시간과 일치한다는 것을 알 수 있었고,

이것이 바로 우리가 목표로 하는 것입니다.

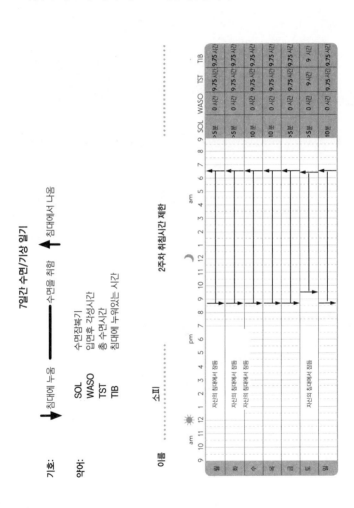

소피에 대한 치료가 순조롭게 진행되고 있는 것은 부모가 정해진 기상 시간을 엄격히 준수하고 있기 때문이었습니다.

'소피에 대한 치료가 순조롭게 진행되고 있는 것은 부모가 정해진 기상 시간을 엄격히 준수하고 있기 때문이었습니다.'

개입 2주 후, 소피는 이제 스스로 잠들 수 있었습니다. 사흘 밤 동안은 자신의 침대에서 잠이 들기도 했습니다. 다른 때는 소피가 부모가 함께 눕지 않은 상태로 부모 침실에서 잠들 수 있었습니다. 소피가 빨리 잠들기 때문에 3주차 취침 시간을 오후 8시 30분으로 당기는 것으로 변경하고 오후 7시 30분부터 조용한 시간을 가질 예정입니다. 기상 시간은 오전 6시 30분으로 유지할 예정입니다.

소피의 3주차 수면 스케줄

	조용한 시간	취침시간	기상시간
3주차	7.30 p.m.	8.30 p.m.	6.30 a.m.

위 취침 시간이 소피의 이상적인 루틴에 해당합니다. 소피는 오후 8시 30분에 잠자리에 들며 10분 정도만에 잠들고 아침에 쉽게 기상합니다. 소피는 더 이상 밤에 많이 깨지 않습니다. 낮에 평소보다 더 피곤해 하지도 않습니다. 소피는 매

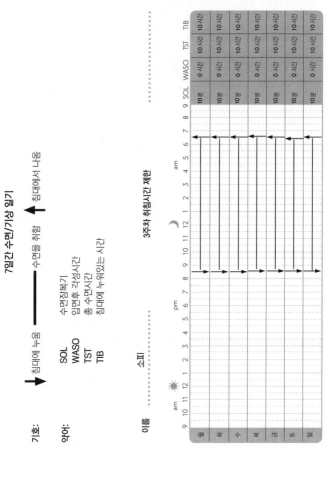

일 밤 10시간의 수면을 취하고 있는데, 개입 기간 동안 총 수면 시간은 사실상 증가했습니다.

이제는 무엇을 해야 할까요?

많은 경우에 10살 토머스 예시에서처럼 3주의 수면 프로그램은 아이의 수면을 다시 조절하는 데 충분할 것입니다. 그러나 자녀의 수면 패턴이 소피의 수면과 유사하게 유지된다면 - 아이가 여전히 당신의 침대에서 자거나 잠들기 위해 당신이 방에 있어야 하는 경우 - 2부 5장으로 이동하여 노출(exposure)에 대한 설명을 확인합니다. 이는 아이가 불안에 직면하고 자신의 방에서 자는 데 자신감을 갖도록 도와주는 단계별 가이드입니다.

아이가 빨리 잠드는 것에 취침시간 제한이 도움이 되었지만 밤 동안 상당한 시간(예, 20분 이상) 동안 깨어 있거나 밤 중에 당신의 방으로 이동하는 경우 수면제한을 시도할 수 있습니다. 만약 수면 제한이 자녀가 밤에 깨어 있는 것을 해결해주지 못한다면 노출로 넘어가도록 합니다.

수면 제한
언제 수면제한을 사용해야 하나요?

취침시간 제한처럼, 수면제한은 다음과 같은 상황을 보이는 경우 적합합니다.

- 아이가 잠이 드는 것이 오래 걸립니다.

- 아이가 밤동안에 자주 깹니다.
- 아이가 잠자리에 드는 것에 대해 저항이 심합니다.
- 아이가 취침시간에 매우 불안해 합니다.
- 아이가 부모 침대나 형제자매의 침대에서만 자려고 합니다.
- 아이가 부모가 방에 있어야만 잠이 듭니다.
- 그리고, 부모가 생각하는 아이의 주된 문제가 사건수면이 아닙니다(예, 야경증, 몽유병: 3장 참조).

수면 제한에는 어떤 것들이 포함되나요?

아이가 스스로 자신의 침대에서 잠들게 하는 것을 목표로 한다면 우리의 임상 경험에 따르면 수면 제한은 대체로 2주 정도 소요됩니다. 개입은 취침 시간 제한과 동일한 패턴을 따르지만, 이름에서 알 수 있듯이 첫 번째 단계로 아이의 수면 시간을 일시적으로 30분 제한합니다. 수면 제한은 1987년부터 성인 불면증 치료에 사용되었습니다(Spielman et al., 1987). 지난 몇 년 동안 임상에서 우리는 어린이를 위해 이 치료법을 적용하고 시도해 왔습니다. 최근 연구에서 우리는 50여 가족과 함께 수면 제한을 시행했고 아이들이 잠드는 데 걸리는 시간과 야간 불안 모두 상당히 호전되었습니다.

수면 제한은 취침 시간 제한과 매우 유사한 방식으로 이루어지지만 첫 주에 취침시간을 30분 늦은 시간으로 변경하게 됩니다. 즉, 수면 일기에서 자녀의 평균 수면 시간을 계산하고 매일 아침 기상하기를 원하는 시각을 정합니다. 이로부터 취침 시간 제한과 마찬가지로 새로운 취침 시간을 계산할 수 있습니다. 그러나 수면 제한이 다른 점은 취침 시간을 이로부터 30분 더 늦추는 것입니다. 이는 첫 주 동안에는 매일 밤 평소 평균 수면 시간보다 30분 적게 수면을 취하게 되는 것을 의미합니다.

수면 제한에는 5단계가 포함됩니다.

1. 수면 일기를 통해 아이의 일주일 평균 수면 시간을 계산합니다.
2. 일관된 기상 시간 선택합니다(가족 및 학교 약속에 적합한 시간).
3. 임시 취침 시간을 계산합니다(2단계 빼기 1단계).
4. 이제 계산된 취침 시간에서 30분을 늦춥니다(3단계 + 30분). 이것이 새로운 취침 시간입니다.
5. 아이가 20분 이내에 잠들고 주간에 어려움(예. 수업 중 잠들거나 집중 어려움 등)을 경험하지 않는 단계에 도달할 때까지 매주 취침 시간을 앞당깁니다.

　아이의 수면시간을 약간 제한하게 되므로 이 프로그램을 진행하고 있다는 것을 교사에게 미리 알리는 것이 좋습니다. 대체로는 우리는 임상에서 많은 아이들이 단기적인 수면 부족을 상당히 잘 견디는 것을 경험했고 교사들도 차이를 거의 알아차리지 못했습니다. 우리는 연구를 통해 수면 제한이 인지 기능 테스트에서 아이들의 인지 기능 점수를 변화시키지

않는다는 것을 밝혔습니다. 그럼에도 불구하고 교사가 자녀의 다른 변화를 알아차리는 경우를 대비하여 교사에게 미리 알리는 것이 가장 좋겠습니다.

취침 시간 제한과 마찬가지로 취침 시간은 최적의 취침 시간에 도달할 때까지 매주 이른 시간으로 옮겨야 합니다. 취침 시간 제한에서 취침 시간을 매주 15분 앞당긴 것을 기억할 것입니다. 수면 제한으로는 더 빠른 결과를 기대할 수 있기 때문에 제한 첫 주 후 2주차에 취침 시간을 30분 앞당기는 것도 가능합니다.

수면 제한에서 취침 시간을 당기는 정도는 어떻게 결정하나요?

임상에서 사용하는 일반적인 가이드는 다음과 같습니다.

- 1주차에는 일주일 내내 취침 시간을 매일 밤 30분 제한합니다.
- 1주차에 아이가 바로 잠들고 낮에 피곤해하면 2주차에 취침 시간을 30분 앞당길 수 있습니다.
- 아직 잠드는 데 시간이 좀 걸리고 낮 동안 별로 피곤하지 않은 것 같으면, 최적의 취침 시간에 도달할 때까지 매주 15분씩 계속해서 변경합니다.

소피, 6세

소피의 경우 취침 시간 제한으로 인해 혼자 잠을 잘 수 있었지만 대부분은 부모님의 침실에서 자야 했습니다. 이후에 소피가 부모 없이 자신의 침대에서 잠드는 궁극적인 목표를 달성하는 데 추가로 몇 주가 더 걸렸습니다(2부, 5장에 설명함). 소피에게 수면 제한(취침 시간 제한 대신)은 더 빠르게 자신의 침대에서 다시 잠들게 하는 더 좋은 방법일 수 있습니다.

소피의 수면 제한 계획은 어떤 형태일까요?

1주차

소피의 정해진 기상 시간은 오전 6시 30분이었습니다. 수면 개입 프로그램을 시작하기 전에 부모는 소피가 매일 밤 평균 대략 9.5시간의 수면을 취하고 있다는 것을 계산했습니다. 수면 제한 첫 주에 아이의 수면 시간은 9시간으로 제한됩니다. 따라서 1주차 취침 시간은 오후 9시 30분입니다. 필요한 경우 조용한 활동을 더 일찍 시작할 수 있지만 조용한 시간은 늦어도 오후 8시 30분에 시작합니다.

소피의 1주차 수면 스케줄:

	조용한 시간	취침시간	기상시간
1주차	8.30 p.m.	9.30 p.m.	6.30 a.m.

수면제한을 실행한 첫 주에 부모는 소피가 오후 9시 30분이 되자 몹시 졸려 했다고 보고했습니다. 첫날 밤에는 소피를 잠자리에 데려간 후 한 번 다시 일어나는 것을 보았지만, 두 번째 밤에는 자신의 방으로 가서 침대에서 곧장 잠들 수 있었습니다. 불과 1주일 만에 소피는 이미 상당한 진전을 이루었습니다. 소피는 아침에 잘 일어나고 있었지만 방과 후에는 평소보다 더 피곤해 했습니다.

2주차

소피는 이제 일주일 내내 자신의 침대에서 혼자 잠드는 '연습'을 했습니다. 이를 통해 소피는 자신의 침대에서 자는 것에 대해 두려워할 필요가 없다는 것을 배울 수 있었습니다. 소피가 자신의 침대에서 매우 빨리 잠들기 때문에 수면 제한 2주차에 취침 시간을 오후 9시로 변경했습니다.

소피의 2주차 수면 스케줄

	조용한 시간	취침시간	기상시간
2주차	8 p.m.	9 p.m.	6.30 a.m.

2주 차에 소피는 부모가 없어도 자신의 침대에서 계속 잠이 들었습니다. 소피는 오후 9시가 되자 여전히 매우 피곤해 했습니다. 며칠 밤은 부모가 소피를 계속 깨어 있도록 많이 노력해야 했습니다.

3주차

　2주 동안 부모 없이 자신의 침대에서 잠이 들었기 때문에 3주 차에 소피의 취침 시간은 다시 30분 앞당겨졌습니다.

소피의 3주차 수면 스케줄

	조용한 시간	취침시간	기상시간
3주차	7.30 p.m.	8.30 p.m.	6.30 a.m.

　소피는 이제 최적의 취침 시간과 기상 시간을 찾았고 매일 밤 대략 10시간의 수면을 취하고 있습니다. 수면 제한을 사용하는 이 예시에서 수면 제한의 결과로 수면압이 증가했고 소피가 자신의 침대에서 재빨리 잠이 들게 되었습니다.

　다음은 자녀와 함께 당신이 작성할 수면 스케줄입니다. 이것은 취침 시간 제한 섹션에서 사용된 것과 동일한 서식이며 부록에도 해당 서식을 제공했습니다

자녀의 수면제한 스케줄

	조용한 시간	취침시간	기상시간
1주차 날짜 _____			
2주차 날짜 _____			
3주차 날짜 _____			

이제는 무엇을 해야 할까요?

이 시점이 되면 당신은 아마도 두 가지 결과 중 하나를 경험하고 있을 것입니다. 취침 시간 제한 또는 수면 제한이 당신의 목표를 달성하기에 충분했다면, 아이는 이제 부모 없이도 자신의 침대에서 잠이 들 것입니다. 축하할 결과입니다! 프로그램이 끝난 후에 자녀가 충분한 수면을 취하고 있는지 확인하기 위해 주간 졸림 정도를 면밀하게 주시하는 것이 좋다. 이후 몇 주 동안 아이가 주간 졸림을 보인다면 1-2주 동안 취침 시간을 약간 더 앞으로(예, 15분 일찍) 당기는 것을 고려하고 이 방법이 도움이 되는지 확인합니다. 자녀에게 도움이 되는 방향으로 수면압이 며칠에 걸쳐 빠르게 쌓일 수 있지만 몇 주 또는 몇 달이 걸릴 수도 있습니다. 따라서 때때로 취침 시간을 약간씩 변경해야 할 수도 있습니다. 자녀가 침대에 누워있을 때 많이 깨어 있으면 1-2주 동안에는 약간 늦게 취침하도록 하는 것이 좋습니다. 반대로 약간 졸려하면 1-2주 동안 더 이른 시간으로 취침 시간을 당겨봅니다. 또한 이 책의 다음 부분을 계속해서 읽을 것을 권장합니다. 발생할 수 있는 다른 수면 문제와 그에 대한 조치를 숙지할 수 있습니다. 십대의 수면이 어떤 모습일지, 그리고 이에 대해 어떤 준비를 해야 하는지 미리 살펴볼 수 있습니다.

제 **4** 장

아이가 밤에 느끼는 두려움과 걱정을 이해하고 맞서도록 도와주는 것

이 장에서는 다음과 같은 내용을 다룰 것입니다.

- 걱정스러운 생각을 파악하는 방법 소개
- 상황, 생각, 느낌, 행동 간의 연관성 이해
- 아이가 걱정에 맞설 수 있도록 교육하는 방법
- 아이의 문제 해결을 돕는 방법

비록 취침시간 제한 또는 수면 제한이 도움이 됐고, 아이가 이미 자신의 침대에서 잠자고 일어나고 있어도(이것이 당신의 목표였다면), '생각을 너무 많이 하는' 또는 '걱정하는' 아이들(특히 나이가 많은 아이들)이 자신의 걱정을 관리하고 이에 맞서는 방법을 배우는 것은 유용할 수 있습니다. 도움이 되지 않는 생각을 분석하는 것은 인생에서 꽤 유용한 기술이 될 수 있습니다. 정원의 요정들이 나를 데려가고, 마녀가 엄마를 데려가는 등 '마술적 생각'을 많이 하는 어린 아이들의 경우, 우리는 보통 노출(2부, 5장) 파트로 곧장 가곤 하는데, 여기서 아이들은 두려움에 단계적으로 직면함으로써 자신의 생각이 실제가 아니라는 것을 깨닫게 됩니다.

여기에서는 인지 요법이라고 알려진 방법에 대해 설명할 것입니다. 이러한 방법은 종종 불안에 대한 심리 개입의 핵심이며, 아이가 강렬하고 불쾌한 감정(예, 불안/공포)을 경험할 때 어떤 생각이 드는지 확인하기 위해 아이와 함께 해야 합니다. 인지 요법은 아이(그리고 성인)가 이러한 생각을 비판적으로 분석할 수 있도록 도와줍니다. 결국 매우 걱정하게 만드는 생각이 반드시 사실은 아니라는 것을 배우기 시작합니다. 즉, 그런 일이 일어나지 않을 확률이 높고, 일어난다고 해도 결과는 그리 나쁘지 않다는 것입니다.

학령기 아동들은 상상력이 매우 뛰어나지만, 이는 밤에 혼자 자려고 할 때 불리하게 작용하기도 합니다. 아이들의 두려움과 걱정은 아동기 중기에 최고조에 달합니다. 연구에 따르면 이것은 주로 미디어로 인해 발생된다고 합니다. 아이들은 TV (예, 뉴스에서 보는 범죄), 영화, 인터넷(예, 유튜브 비디오)에 영향을 받습니다. 또한 아이들이 무서운 이야기를 퍼지기 시작할 때 공포의 물결이 학교 전체에 일어날 수도 있습니다. 그런 이야기는 아이들이 겁을 먹게 만들 수 있고, 혹은 밤에 소리가 들리거나 어둠 속에 누워있을 때 무서운 이미지를 쉽게 떠올릴 수 있게 합니다.

상황, 생각, 감정, 행동 연결

이 섹션에서는 상황, 생각, 감정, 행동이 어떻게 연결되는지 보여주는 예를 활용할 것입니다. 이 예는 임상 및 연구에서 가족들에게 많이 사용되었으며, 아이의 불쾌한 생각을 어떻게 다룰 수 있는지 보여줍니다. 그런 생각을 완전히 멈추게 할 수는 없지만, 그로 인한 영향을 줄이는 데는 도움이 될 수 있습니다.

여기에 전등 스위치 비유를 사용할 수 있습니다. 스위치로 불을 끌 수는 있지만, 우리의 마음 속 생각들을 갑자기 끌 수는 없습니다. 대신에 그것은 더 조도 조절 전등 스위치에 가깝습니다. 손잡이를 돌리면 빛의 강도를 낮출 수 있고, 마찬가지로 우리 마음 속을 지나가는 불쾌한 생각들의 빈도와 강도를 점차 줄일 수 있습니다.

'우리의 마음 속 생각들을 갑자기 끌 수는 없습니다. 대신에 스위치를 조절하여 빛의 강도가 약해진 희미한 전등과 같이 약해지도록 합니다'

상황: 밤에 직면하는 것들

자, 밤에 깨어있는 채로 침대에 누워있는 아이를 상상해봅시다. 아이가 갑자기 밖에서 나는 소리를 듣습니다.

감정

아이들은 밤에 밖에서 나는 소음에 대해 종종 무서운 감정을 느끼고 반응합니다. 이것은 심장이 뛰는 것, 숨을 헐떡이는 것, 눈이 휘둥그레지는 것 등 다양하게 표현될 수 있습니다. 이는 모두 1부 4장에서 설명한 생리학적 반응입니다. 아이들이 걱정되거나 두려운 감정을 이해할 수 있도록 도울 때, 아이에게 예를 들어주고 그 감정을 해결할 수 있도록 돕는 것이 좋은 출발점입니다. 이는 '밖에서 소리가 들릴때, 어떤 기분이 드니?'라고 묻는 것을 포함합니다. 아이들 대부분은 '겁이 난다'거나 '불안하다', '걱정된다'와 같은 반응을 합니다. 어떤 아이들은 수줍음을 너무 많이 타서 그런 감정을 인정하지 못할 수도 있기 때문에, 이런 경우에 우리는 '조지'라는 가상 아이를 이용하여 '만약 조지가 밤에 밖에서 나는 소리를 들었으면 어땠을까?'라고 물어봅니다.

그러면서 무서울 때 아이들이(또는 조지가) 몸에서 어떤 느낌을 받을지 생각해보게 할 수 있습니다. 아래는 아이가 무서울 때 몸에서 어떤 느낌을 받는지 보여주는 예입니다. [부록(227쪽)에 빈칸을 추가해 아이와 함께 이 활동을 할 수 있도록 했습니다.] 이것은 아이들이 매우 걱정할 때 몸이 어떠한 느낌이 드는지 이해할 수 있도록 도와주는 좋은 활동입니다. 아이들에게 매우 걱정스러운 상황을 상상하도록 만듭시다. 아니면, 밤에 밖에서 무엇이 충돌하는 소리를 듣는 조지의 예를 들어봅시다. 아이들에게 "조지는 어떤 느낌이 들까? 걱정이 아이들의(또는 조지의) 몸에서 어떤 느낌이 들도록 만들까? 불안할 때 배에서 어떤 느낌이 드니? 세탁기처럼 속이 뒤틀리는 느낌이 드니? 작은 나비들이 안에서 펄럭이는 것 같은 느낌이 드니? 다리는 어떨 것 같아? 떨고 있니? 아니면 무겁고 얼었니? 손은 어떨까? 뜨겁고, 축축하니? 심장은 어떤 느낌이니? 매우 빠르게 뛰고 있니?"라고 물어봅시다. 걱정할 때 아이들의(또는 조지의) 몸이 반응하는 모든 방식들을 살펴보도록 사진을 훑어봅시다. 이 활동으로부터의 결론은-당연히 아이의 몸에서 이런 모든 일들이 일어나고 있다면, 당연히 잠드는 것이 어렵습니다!

'아이의 몸에서 이런 모든 일들이 일어나고 있다면, 당연히 잠드는 것이 어렵습니다!'

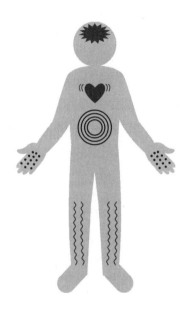

무서울 때 몸에서 어떤 느낌이 듭니까?

- 심장이 빨리 뜁니다.
- 배가 세탁기 안 빨래처럼 뒤틀리는 느낌이 듭니다.
- 손바닥에 땀이 납니다.
- 다리가 떨리거나 흔들립니다.
- 두통이 생깁니다.

감정을 느끼기 전에…

이제 아이들은 감정에 이름을 붙이고, 감정이 몸에서 어떻게 느껴질 지 알게 되었으며, 우리는 아이들에게 실제로는 상황에서 감정으로 바로 가지 않는다는 것을 알려줘야 합니다. 이렇게 연결되는 것을 느낀다면, 그 사이에 작용하는 것이 있는데, 그것은 바로 '생각'입니다.

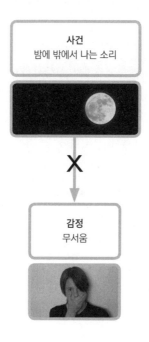

생각 찾기: 무엇이 밖에 소리를 나게 했을까요?

상황(이 예에서는 밖에서 발생한 소음)이 발생한 직후, 감정(예, '무섭다')이 생기기 전, 생각이 존재합니다. 어른들에게도 생각을 알아내는 것은 매우 어려울 수 있고, 따라서 아이들에게는 더 어려울 수 있습니다. 그래서 아이들과 이것을 이야기할 때는, 매우 구체적일 필요가 있습니다. 이 예처럼 밖에서 발생한 소음인 경우, 특정한 생각을 파악하기 위해 구체적인 질문을 해야 합니다. 아이가 자신의 생각을 파악할 수 있도록 질문을 하는 것이 가장 좋습니다. "너/조지가 무서워한 밖에서 난 소리는 무엇이라고 생각하니?" 또는 "왜 너/조지가 공포를 느꼈다고 생각하니?" 보통 아이들의 마음에 가장 먼저 떠오르는 대답은 '강도' 또는 '도둑'이지만, 때로는 '괴물' 또는 '외계인'일 수도 있습니다.

아이의 '걱정하게 만드는 생각'을 알아냈다면, 아이가 그 생각이 얼마나 사실이라고 생각하는지를 점수를 매겨보도록 합시다. 아이들이 그 소음이 강도가 낸 것이라고 생각한다면, 강도가 전혀 아니다(0점)에서 확실히 강도다(10점) 중에 얼마나 확신하는지 알아봅시다. 아래는 이를 아이와 함께 하는데 도움이 되는 평가 척도입니다.

	걱정거리	얼마나 사실인가?
예시	밖에서 쳐들어와서 나를 다치게 할 도둑이 있다.	10/10
당신의 아이		

당신의 아이는 이 생각이 사실이라고 얼마나 확신하나요?

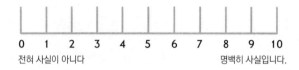

0   1   2   3   4   5   6   7   8   9   10
전혀 사실이 아니다   명백히 사실입니다.

어찌됐건, "일리가 있네"라고 대답하는 것이 좋습니다. 아이들의 불쾌한 생각을 강화하려는 것은 아니지만, 우리가 하려는 말은, '밖에서 소리가 났을 때, 조지가 그 소리를 낸 것이 도둑이라고 생각하면 무서울거야'입니다.

이 활동에서 여러분이 하려는 것은 상황(밖의 소음), 감정(무섭다) 그리고 생각(강도) 사이의 연결을 강화하는 것입니다. 이렇게 해서 아이는 감정이 랜덤한 것이 아니라, 상황과 생각 모두에 묶여 있다는 것을 배우기 시작합니다.

장기적인 목표는 아이들이 강한 감정을 느낄 때 어떤 상황이 그 감정을 만들어냈는지 생각할 수 있다면, 아이들이 방금 생각하고 있던 것을 기억하려고 노력할 수 있는 것입니다. 아래 사진에서 볼 수 있듯이, 마지막 단계가 있습니다. 우리는 아이들에게 "만약 조지가 겁을 먹는다면, 그것은 조지가 각성됐다는 것이니? 아니면 졸리다는 것이니?"라고 물어봅니다. 이제 아이는 상황과 생각과 느낌을 연결시키고, 왜 그것이 잠들기가 더 어렵게 하는지에 대해 생각하고 있을 것입니다.

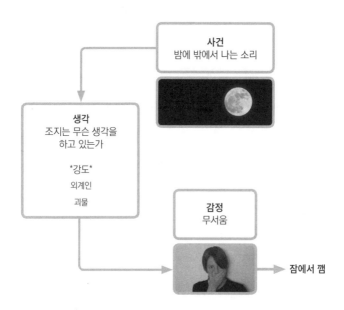

걱정/무서운 생각을 균형 잡힌 생각으로 바꾸기

　　부모와 아이가 주된 '걱정스러운 생각'을 확인하고 나면, 그 다음 단계는 두려움을 느끼게 한 생각에 도전하는 연습입니다. 생각에 도전하는 열쇠는 그것이 '나쁘다'거나 '틀렸다'고 평가하는 것이 아니라, 오히려 다른 감정을 느끼게 하는 더 균형 잡힌 다른 생각이 있는가입니다.

　　'다른 감정을 느끼게 하는 더 균형 잡힌 다른 생각이 있는가?'

　　이 경우 생각은 '밖에서 나는 소음은 도둑/강도다'입니다.

하지만 또 어떤 소음이 있을까요? 대부분의 아이들은 약간의 도움만 있어도 이 질문에 대답할 수 있습니다. 아래 그림은 아이들이 흔히 하는 대답 목록입니다.

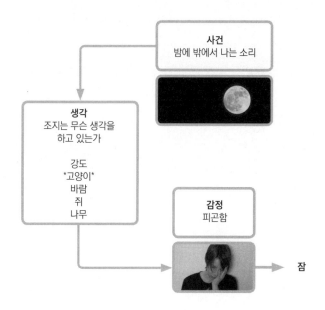

아이가 '도둑'에 대한 대안을 제시한 후 잠시 멈추고, '그래서, 도둑이 그 소리를 냈다고 단정하기 전에 말이야. 도둑이 아닐 수도 있고, 실제로는 고양이일 수도 있어.' 이것이 우리가 원하는 아이들의 생각 방식입니다. 우리는 아이들이 자신이 처음에 했던 생각을 좀 더 분석적인 방법으로 생각해 보기를 바랍니다.

하지만 거기서 멈추지 마세요.

아이에게 계속해서 물어봅시다: '밖에서 소리를 낼 수 있는 또 다른 것은 무엇일까?' 그리고 '또 다른 것은?' 또는 '전에 집 밖에서 소리를 들었을 때, 그것이 무엇이라고 생각했어?' 아마도 아이가 다른 가족에게 그 소리를 낼 수 있었던 것에 대해 물어볼 수도 있을 것입니다. 다른 부모는 무엇이 그 소리를 낼 수 있다고 생각하나요? 아니면 형제자매나 조부모님들은 다른 생각이 있나요? 목표는 목록을 만드는 것입니다. 즉, 긴 목록입니다.

밖에서 소리를 낼 수 있는 가능한 목록을 검토하면서, 아이들이 원래 걱정이 얼마나 사실이라고 생각하는지 다시 한번 평가하도록 합시다. 목표는 아이에게 그 소리를 해석할 수 있는 다양한 방법이 있다는 것을 보여주는 것이고, 그래서 도둑이라는 것이 100퍼센트 사실일 수는 없다는 것을 알려주는 것입니다.

지금쯤이면 아이가 소음이 여러 곳에서 발생할 수도 있다는 것을 이해하고 있기를 바랍니다. 이제 아이들에게 가장 유력한 소음의 원인이 무엇이라고 생각하는지 물어볼 수 있습니다.

대개는 '고양이'나 '바람'이 가장 높은 순위를 차지합니다. 목록이 아무리 많아도, 아이들은 여전히 도둑이라고 생각할 수도 있습니다. 만약 아이가 여전히 도둑을 가장 유력한 선택지로 꼽는다면, 두 번째로 가장 가능성 있는 선택지도 선택해보라고 합니다. 그 다음 단계는 아이가 무엇이 이 소음을 만들었는지에 대한 단서를 찾도록 하는 것입니다.

'아이가 무엇이 이 소음을 만들었는지에 대한 단서를 찾도록 합시다.'

왜 고양이일 가능성이 가장 높을까요(아이가 발견한 무엇이든지)? 얼마나 자주 밖에서 소리를 듣나요? 도둑이었던 적도 있나요? 근처에 사는 고양이를 본 적이 있나요?

아이는 고양이가 야행성인지, 밤에 정원에 오는 것을 좋아하는 고양이가 이웃에 있는지, 또는 바람이 소리를 냈다는 것을 알려주는 다음날 아침의 풍경에 대해 이야기할 수도 있습니다. 이런 경우, 아이들은 그들의 선택을 뒷받침하는 근거들을 모으고 있습니다. 당신은 이 문제를 해결하기 위해 다른 가족 구성원을 참여시키고 싶을 수도 있습니다. 다른 부모가 밤에 밖에서 소리를 들은 적이 있습니까? 도둑이었던 적도 있습니까? 밖에서 고양이를 본 적이 있습니까? 나뭇잎은 바람에 어떤 소리를 냅니까? 이 모든 정보는 아이들의 걱정에 대한 대안을 살펴볼 수 있도록 하는 것입니다.

'아이들의 걱정에 대한 대안을 살펴볼 수 있도록 하는 것입니다.'

마지막으로, 이런 과정을 통해 걱정을 지지하거나 반대하는 증거 목록을 갖게 될 것이고, 대안을 뒷받침할 증거 목록

(예, 고양이였다는 것)도 작성했을 것입니다. 이 모든 정보를 지금 눈앞에 두고, 아이에게 소음의 가장 가능성이 높은 원인이 무엇이라고 생각하는지를 이야기해보도록 합시다. 이 단계에서 아이들이 도둑보다 고양이나 바람이었을 가능성이 훨씬 더 높다는 것을 알게 되기를 바랍니다.

아래는 아이의 걱정에 대한 단서를 찾기 위해 사용할 수 있는 표의 예시입니다(복사본은 부록 228페이지에 있습니다). 목표는 아이가 걱정에 맞서고 더 균형 잡힌 생각을 갖도록 하는 긴 증거 목록을 만드는 것입니다. 표에서 걱정에 대한 증거 목록을 만든 후 원래의 걱정이 얼마나 사실이었다고 생각하는지 아이가 평가하도록 합니다. '0'까지 내려갈 것이라고 기대하지는 않지만, 목표는 아이가 걱정에 대한 증거를 확인하고 더 균형 잡힌 생각을 하게 되서 걱정이 줄어드는 것입니다.

이 모든 것을 종합해 봅시다

마지막 단계로 자녀가 새로 세운 가설(이 예에서는 소음이 이웃 고양이라는 가설)을 이용하여 사건의 순서를 살펴봅시다.

- 외부에서 소음이 발생한 것에 대해 다시 이야기합시다.
- 조지(혹은 당신의 아이)가 고양이라고 생각했다는 것
- 아이에게 "그렇게 하면 조지(또는 자신)의 기분이 어떨까?"라고 물어봅니다(답변은 다양하지만 '겁 먹는 것'은 아닐 것입니다).
- 그리고 나서 "만약 조지가 지금 피곤하다면, 그는 각성돼 있을 것 같아, 아니면 졸릴 것 같아?"라고 물어봅니다.

걱정거리	얼마나 사실이라고 생각하는가	지지 증거	반대 증거	이제는 얼마나 사실이라고 생각하는가	균형 잡힌 생각
밖에서 처들어 와서 나를 다치게 할 도둑이 있다.	9/10	내 친구가 자신의 집에 도둑이 침입한 이야기해주었다. 뉴스에서 강도에 대한 이야기를 들었다.	밖에서 여러 번 소리를 들었지만, 집 안에 도둑이 들어온 적은 없다. 이웃집 고양이는 우리 집 정원에서 노는 것을 좋아하며, 고양이가 내는 소리일 가능성이 있습니다. 고슴도치나 부엉이처럼 밖에는 동물들이 많이 살고 있고, 이들은 밤에 더 활동적입니다. 어떤 밤에는 바람이 많이 불고, 이 바람이 우리 집 근처에 있는 나무에서 소리를 낼 수도 있습니다. 아빠는 도둑이 우리 집이나, 이웃에 도둑이 든 적을 본 적이 없다고 했습니다. 창문이나 대문으로 들어올 수 없기 때문에, 강도가 우리 집에 들어올 수 없다.	3/10	밖에서 나는 소리는 아마 이웃집의 고양이가 뛰어다니며 내는 소리일 것입니다.

답이 무엇인지에 대한 보상은 없습니다.

하지만 역시, 잠이 큰 보상입니다!

이제 여기서 무엇을 할까?
연습, 연습, 또 연습

걱정스러운 생각을 찾아내고 특정한 생각에 대한 찬반의 실마리를 찾는 것은 아이들에게 힘든 일일 수 있어서, 이를 실천할 수 있도록 당신이 도와야합니다. 아이들이 반복해서 연습을 하는 것의 목표는 이러한 무서운 생각에 빠르게 맞서기 위함입니다.

더 균형 잡힌 사고를 발달시키려면 많은 연습이 필요합니다. 사실상 몇 주간의 연습이 필요합니다. 우리는 아이들에게 시간표를 외우는 것과 같다고 말합니다. 처음에는 불가능한 일처럼 보이지만, 계속 연습한 후에 아이들은 종종 전혀 생각하지 않고 그것들을 실행할 수 있습니다.

'연습, 연습, 또 연습' 아이디어는 다음과 같습니다.

1. 아이가 자신의 생각을 더 잘 이해하고 말할 수 있도록 계속해서 훈련하십시오.

2. 그리고 나서 다른 생각을 떠올릴 수 있습니다('또 어떤 생각이 있을까?' 유형의 질문을 사용하고 아이의 생각에 대한 단서를 찾음).

이런 것들은 주간에 연습하는 것이 좋습니다. 아마도 저녁을 먹을 때, 혹은 학교 가는 차 안에서 연습을 해서 밤에 (심지어 강하고 불쾌한 감정을 느끼는 다른 상황에서도) 사용할 수 있는 기술로 발전시킬 것입니다. 연습을 더 많이 할수록, 아이는 밤에 이런 새로운 사고방식에 접근할 수 있는 가능성이 더 높아집니다. 아이는 종종 밖에서 소음을 듣는 것이 아니라, 침실 건너편에서 그림자가 서서히 다가오는 것을 보기도 합니다. 다시 한번, 당신은 아이의 생각을 분석하기 위해 인지 요법을 사용할 수 있습니다. 아이들의 눈이 속이는 것일까요? 우리가 밤에 차를 타고 여행을 할 때, 달이 집으로 따라오고 있다고 느끼며 달을 쳐다볼 때처럼 말입니다. 커튼 사이로 희미한 빛을 비추어 그림자가 움직이는 것처럼 보이게 하는 자동차 불빛이 밖에 있을까요? 질문을 계속 해서 목록을 만들 수 있도록 아이를 논리적으로 이끌어서, 무서운 것에 대한 아이의 처음의 생각이 100퍼센트 사실이 아니라고 생각할 수 있도록 만듭시다.

자녀의 걱정이 현실적이라면 어떻게 하나요?

특히 나이가 많은 아이들의 경우, 걱정이 매우 현실적인 우정 문제, 학교 문제, 가정 문제 또는 다른 걱정에서 비롯될 수 있습니다. 그러한 경우, 문제가 해결되면 일시적으로 수면 문제를 해결할 수 있습니다. 하지만 그것은 더 만성적인 수면 문제를 촉발시킬 수 있습니다. 만약 아이를 밤에 깨어있게 하는 생각이 실제 문제에서 비롯된 것이라면, 우리는 생각을 지지하거나 반대하는 증거를 찾는 길로 가는 것을 권하지 않습니다. 아이들의 걱정이 정말 현실적이라면 이런 방법이 도움이 되지 않습니다. 이런 경우 자녀가 문제를 실제로 해결하도록 도와주는 것이 좋습니다. 예를 들어, 함께 앉아 자녀가 문제를 해결하기 위한 방법을 계획해봅시다. 문제를 해결할 수 있는 가능한 방법의 목록을 만들고, 각 방법의 장단점을 살펴볼 수 있습니다. 방법을 결정했으면 자녀가 실행할 수 있도록 도울 수 있습니다. 아래는 문제 해결을 위한 방법을 생각할 수 있는 템플릿입니다. 이것은 밤에 오히려 불안감을 악화시킬 수 있으므로 취침 시간 즈음에 하는 활동이 아닙니다. 방과 후나 주말과 같은 다른 시간에 함께 할 수 있는 매우 도움이 되는 활동입니다. 당신에게는 아이의 걱정이 사소해 보일지라도, 문제 해결은 아이가 자신의 문제가 타당하다고 느끼고, 문제를 극복하거나 해결하는 것을 생각하는 방법을 가르칠 수 있습니다.

　현실적인 걱정의 경우, 수면압이 증가하면 더 빨리 잠들고 더 질 좋은 수면을 취할 수 있기 때문에 취침시간 또는 수면 제한이 여전히 권장됩니다. 우리가 임상에서 본 많은 아이들이 친구 문제나 학교에 대한 걱정을 경험하고 있었습니다. 부모는 이들을 '걱정꾼' 또는 '생각이 많은 아이'로 묘사할 수 있습니다. 이러한 경우에도 우리는 여전히 이 책에서 설명한 것과 같은 수면 프로그램을 따르지만, 필요하다면 걱정에 대해 생각하는 것 대신 문제 해결법을 계획하도록 할 수 있습니다. 그러나 만약 자녀가 친구 문제와 같은 현실적인 문제로 인해 높은 불안을 경험하고 있고, 이것이 자녀의 전반적인 행복에 영향을 준다면, 자녀 불안 관리에 대해 더 자세히 설명하는

문제점이 무엇인가?	지지증거	반박증거		
행동1:				
행동2:				
행동3:				

책을 참고하는 것이 유용할 것입니다. 우리는 이 책의 마지막 부분에 이에 대한 추가적인 자료를 첨부했습니다.

제 **5** 장

노출: 아이가 두려움에 직면하는 것을 돕는 법

이 장에서는,

- 노출과 감정 평가를 이해
- 아이가 단계적으로 두려움에 직면하도록 노출 사다리 만들기
- 아이가 두려움을 직면하는 동기를 유발하기 위한 보상 차트 만들기

언제 사용해야 하는가?

- 수면과 관련한 아이의 불안이 여전히 높을 때
- 여전히 아이가 잠들 때 부모가 방에 함께 있어 주기를 바라거나 부모의 침실에서 함께 자려고 할 때
- 아이가 취침시간 제한 혹은 수면제한을 완료하였을 때

노출이란 무엇인가?

우리는 임상에서 아이들이 취침시간 제한 혹은 수면제한 방법을 이용하면 다른 추가적인 개입이 없이도 수면문제를 극복할 수 있는 것을 경험했습니다. 더 빨리 잠들기 때문에, 아이들은 침대와 수면이 안전한 공간이라는 것을 배웁니다. 그러나 어떤 경우에는 어려움이 남아 있을 수 있습니다. 예를 들어, 취침시간 제한 이후 6살 소피의 경우처럼(2부 3장) 아이가 여전히 자신의 침대에서 자는 것에 저항하거나, 부모 없이는 잠들지 못할 수도 있습니다. 이런 경우, 아이들은 노출이라 불리는 기법을 통해 도움을 받을 수 있습니다.

노출은 아이(그리고 성인)의 불안에 대한 근거기반 개입법의 기초가 되고, 이것은 수면에 관한 불안에 대해서도 다르지 않습니다. 노출은 새로운 기술을 배우는 것입니다. 우리가 배우는 다른 것들과 마찬가지로 연습을 통해 발전합니다. 학교에 가는 것을 배우고, 자전거를 타는 것을 배우고, 새로운 음식을 좋아하는 것을 배우는 것과 마찬가지입니다. 이 모든 것들은 부모와 아이가 그것들에 노출됨으로써 그리고 반복함으로써 배우는 것들입니다.

'노출은 새로운 기술을 배우는 것입니다. 우리가 배우는 다른 것들과 마찬가지로 연습을 통해 발전합니다.'

여기에서 우리는 아이에게 노출을 설명하기 위해 사용할

수 있는 예시를 알려주고자 합니다. 대부분의 아이들이 나비는 무서운 곤충이 아니라는 것을 알기 때문에 우리는 나비를 무서워하는 아이의 예를 사용하려고 합니다. 만일 아이가 나비를 무서워하지 않는 것이 확실하지 않다면 좀더 명확하게 무서워하지 않거나 불안해하지 않는 다른 예로 변경할 수 있습니다. 여기에서는 나비를 활용해 아이에게 설명하는 예시를 들어보겠습니다.

클로에는 나비를 무서워합니다. 나비가 피부에 닿으면 나비에게 물릴 것이라고 생각합니다. 클로에는 이런 걱정들 때문에 언제나 나비에서 멀리 떨어져 있으려 합니다. 그래서 때때로 밖에 놀러 나가는 것을 원치 않기도 합니다! 그러나 클로에는 한번도 나비를 보러간 적이 없기 때문에, 나비가 안전하다는 것을 배울 수도 없었습니다(만일 아이가 충분한 나이가 되었다면, 클로에가 나비를 피하는 것에 어떤 문제가 있다고 생각하는지 클로에가 두려움을 극복하도록 돕기 위해 어떤 말을 해주고 싶은지 아이에게 말해보라고 할 수 있습니다. 이것은 걱정하고 있는 것을 피하는 것으로 인해 걱정하지 않는 법을 배울 기회를 놓친다는 생각을 해내도록 돕기 위함입니다). 클로에는 나비에 대한 두려움을 극복하고자 아버지와 함께 공포를 직면하기 위한 노출사다리 활동을 만들어보았습니다.

1단계: 첫번째로 클로에와 아빠는 인터넷에서 나비 사진/그림들을 찾아보았습니다. 또한 나비에 관한 많은 흥미로운 사실들을 알게 되었습니다[당신이 이제 수면에 관한 많은 것들을 알게 된 것과 마찬가지로].

2단계: 클로에와 아빠는 나비를 보러 정원에 함께 나갔습니다. 클로에는 아버지의 어깨에 앉은 나비를 보았습니다.

3단계: 클로에와 아빠는 나비집에 가서 나비를 만질 수 있었습니다. 이때 아빠는 클로에와 함께 있었습니다. 이제 클로에는 나비가 안전하다는 것을 알게 되었습니다.

4단계: 클로에는 날아다니는 나비들을 보기 위해 아빠없이 혼자서 밖으로 나갑니다. 클로에는 나비가 위험하지 않다는 것을 알게 되었고, 공포/두려움을 극복하게 되었습니다!

나비가 위험하지 않다는 것을 배우는 것과 마찬가지로 우리는 아이들이 혼자서 자는 것이 안전하다는 것을 배우도록 해야합니다. 하지만, 먼저 중요한 과정들이 있습니다.

감정을 평가하기

노출의 일부로써, 아이들은 감정의 강도를 평가하는 방법을 배워야 합니다. 감정을 평가하기 위해 '감정 온도계'를 이용할 수 있습니다. 이런 과정을 통해 아이가 정상 온도부터 매우 뜨거운 온도까지 온도를 측정하는 데 온도계가 이용된다는 것을 알게 됩니다. 감정 온도계를 통해 당신은 아이에게 아이가 느끼는 특정 감정이 얼마나 강력한지 평가하는 것을 가르칠 수 있게 됩니다. 부록(229 페이지 참고)에 감정 온도계의 예시가 있습니다. 여기에 감정온도계의 사용방법에 관한 몇 가지 연습 질문이 있습니다.

1. 만일 커다란 롤러코스터를 타고 있다면 두려움을 얼마나 느낄까요?
2. 커다란 거미가 당신의 어깨위에 있다면 두려움을 얼마나 을 느낄까요?
3. 좋아하는 영화를 보고 있을 때, 두려움을 얼마나 느낄까요?

아이가 자신의 감정을 평가하는 연습을 하는 데에 감정온도계를 사용해 보세요. 1은 '전혀 두렵지 않다'이며, 10은 '매우매우 두렵다'에 해당합니다. 이것은 상황에 따라 다르게 감정을 평가하도록 하는 데에 도움을 줄 것입니다.

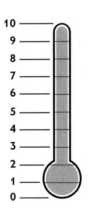

노출 시작하기

1기: 새로운 방법을 확인하기

어떤 스킬을 아이에게 배우도록 할 것인지 먼저 결정해야 합니다. 비록 최종목표를 무엇으로 할지 (아이가 부모의 침대에서 자는 것에 완벽하게 익숙해져서, 새로운 스킬을 배울 동기가 없을 수도 있습니다!) 당신이 결정하는 것이 필요하지만, 이상적으로는 아이와 상의해서 결정하는 것이 좋습니다.

어떤 아이들(특히, 나이를 먹어갈수록)은 슬립오버나 학교 캠프를 가기 위해 이런 목표를 달성하려는 동기가 매우 높을 수도 있습니다. 하지만 더 어린 아이들의 경우 처음에는 저항할 것입니다. 흔한 상호작용의 예시를 들어봅시다.

> **부모:** 언니처럼 네 침대에서 스스로 혼자서 잔다면 정말 멋지지 않겠니?
>
> **아이:** 아니요.

이 예시에서의 아이의 덤덤함은 다소 농담조 같지만, 이는 우리가 흔히 볼 수 있는 상호 작용의 예입니다. 물론 아이에게 목표를 달성했을 때의 장점을 알려주는 방식으로 아이와 이야기할 수 있습니다. 아마도 아이들은 친한 친구와 슬립오버를 원할 수도 있고, 자신이 특별히 좋아하는 재질의 이불커버가 덮인 침대에서 자기를 원할 수도 있습니다. 어떤 방식이든 간에 최종 목표를 명심하고 있어야 합니다(2부 2장에서 세

운 목표). 하지만 작은 목표 혹은 아이의 사다리 첫번째 단계
에 집중하면서 시작해야 합니다. 단계가 성취가능해야 하고
보상과 연결되어 있어야 더 많은 동기를 느끼게 됩니다. 보상
체계에 대한 확신과 이해가 커져야 최종 목표에 점점 더 다가
서게 됩니다.

각 단계에 감정온도계를 이용해 아이가 현재 어느 정도의
두려움을 느끼고 있는지 평가합니다(0-전혀 두렵지 않다. 10-
매우 매우 두렵다).

2기: 새로운 방법을 배우기

아이가 새로운 방법을 익혀가면서 점점 두려움이 줄어드
는 것을 확인하고자 합니다. 그렇다면 어떻게 덜 두려워하는
법을 배울 수 있을까요? 학습을 더 작은 단계로 나눕니다. 클
로에가 약간 두려움을 느꼈던 단계에서 시작했던 나비의 예
에서 우리는 이것을 확인할 수 있습니다(나비의 사진/그림을
보고 그 다음에 아버지와 함께 밖에 나갔던 것). 각각의 단계
를 달성하기 위해 각 단계에 시간을 할당하고 얼마나 불안이
감소하는지 모니터링 합니다(예를 들어 1단계를 4회 시행하
고 2단계로 넘어가면 불안이 6/10에서 3/10으로 감소함). 아
이가 최종목표를 달성할 수 있을 때까지 각 단계들은 점점 더
어려워집니다. 이후의 단계들은 불안의 수준이 감당가능한
수준으로 떨어지도록 하기 위해 몇차례 더 시도할 수도 있습
니다.

아이가 한쪽 부모에게 특별히 애착을 가지는 경우, 다른

쪽 부모가 새로운 취침 시간 루틴을 주도하도록 하는 것이 유
용한 팁이 될 수 있습니다. 예를 들어, 클리닉에서 종종 엄마
가 아이와 취침시간에 함께 하지 않을 때 아이가 가장 화를
많이 내는 것을 볼 수 있습니다. 이 경우, 아빠가 사다리 기법
에 더 많이 참여하도록 합니다. 즉, 처음 몇 단계동안 방에 있
어주는 부모가 되도록 합니다. 이런 과정이 가능하고 실용적
이라면 추가적인 팁으로 시도해 볼 수 있습니다.

단계를 선택하기

아이와 함께 약간 두렵지만 관리가능한 것(감정온도계의
'3'정도)부터 시작해 최종 목표까지(예, 혼자 침실로 가서 잠
들기) 각 단계의 내용을 결정해야 합니다. 아이가 두려움에
맞서는 법을 배워야 하므로, 각 단계는 도전적이어야 합니다.
구체적인 단계는 아이마다 다릅니다. 아이가 잠들기 전에 부
모가 침대에 함께 있어야 한다면 사다리의 첫 번째 단계는 부
모를 침대 끝에 앉도록 하는 것입니다.

첫번째 단계로 부모가 아이와 함께 있더라도 아이 자신의
침대에서 사다리 기법을 시작할 수 있다면 더 성공적인 경우
가 많습니다. 이러한 경우 1단계는 침실 구석에 있는 의자에
부모가 앉아 있는 가운데 아이가 잠드는 것으로 합니다. 2단
계는 부모가 출입구에 앉고 아이가 잠드는 것일 수도 있고, 3
단계는 아이가 부모가 복도에 서 있는 상태에서 자는 것일 수
있습니다. 그러나 이것이 가능하지 않다면 사다리 단계 시작
은 부모의 침실을 포함할 수도 있습니다. 우리는 임상에서 아

이들과 함께 매트리스를 부모의 침실에서 아이의 침실로 옮긴 적도 있습니다(농담삼아 '매트리스 제거 요법'이라고 부름). 아이가 잠들기 위해 부모의 침대에 있어야 한다면, 사다리의 첫 번째 단계는 아이가 부모침대 옆 매트리스에서 자도록 하는 것입니다. 몇 분마다 당신이 방문으로 얼굴을 비칠 때만 아이가 잘 준비가 됐다고 느끼는 경우, 첫 번째 단계는 5분 후에 문쪽에 얼굴을 비치도록 하고, 점차적으로 얼굴을 보이는 시간 간격을 늘리는 것으로 할 수 있습니다.

아이와 달성가능한 4-5단계에 대해 이야기 합니다. 단계 수는 불안 정도에 따라 달라지는데, 불안이 높을수록 더 많은 단계가 필요할 수 있습니다. 시작 시에 최종 단계가 감정온도계에서 '10' 중 '9' 또는 '10'으로 평가될 가능성이 높다는 점을 기억합시다. 이것이 최종 목표이기 때문입니다. 일반적인 원칙은 아이의 걱정이 감정 온도계에서 '2' 또는 '3'으로 낮아질 때까지 또는 최소한의 불안 혹은 불안 없이 각 단계를 완료할 수 있을 때까지 연습하는 것입니다. 수면 일기와 유사하게 이런 정보들을 기록하는 것이 중요합니다. 목표를 향하여 단계를 올라가고 있는 아이의 예시로써 사다리 기법을 이용할 수 있습니다. 그런 다음 이것을 아이가 냉장고나 자신의 방에 붙여놓도록 하고 진행 상황을 모니터링합니다. 사다리 예시는 부록에 제시되어 있습니다(230쪽 참조). 이 장의 뒷 부분에서 수면과 관련된 예시들을 살펴보도록 하겠습니다.

3기: 목표를 달성하도록 아이를 지지하기

아이는 불안을 극복하기 위해 노력하게 됩니다. 이것을 지지하기 위한 중요한 방법은 각 단계를 달성할 때마다 격려해주고 작은 보상을 해주는 것입니다.

보상에 대한 주요 사항:

1. 보상은 각 단계를 연습하는 것과 함께 주어져야 합니다.
2. 보상은 '무언가를 하는 것'이 좋고, '무언가를 가지는 것'은 좋지 않습니다(예, 가족과 외출, 보고 싶은 영화를 고르는 것, 저녁으로 먹을 좋아하는 메뉴를 고르는 것). 만일 장난감이나 게임과 같은 것이 아이에게 더욱 동기부여가 되는 경우라면, 그것은 최종 단계의 보상으로 하는 것이 좋습니다.
3. 보상은 아이가 정말로 원하는 것이어야 하며, 어려운 목표를 달성할수록 더욱 흥미진진 해져야 합니다.
4. 보상은 돈이 되어서는 안됩니다.

그리고 가장 중요한 것은…
보상은 항상 부모의 칭찬과 격려와 연결되어야 한다는 것입니다.

진행상황에 대한 시각적 알림 설정

노출 사다리의 단계를 정할 때, 각 단계에 보상을 부착할 수 있는 공간을 남겨두어야 합니다. 아래 예를 살펴보면 보상 차트가 포함된 간단한 사다리 템플릿이 있습니다(부록, 230

페이지에서 확인 가능). 하지만 시간이 된다면 아이와 함께 다채롭고 흥미롭게 직접 만드는 것도 좋은 생각입니다!

보상은 연습수준에 따라 달라져야 합니다. 첫 번째 수준에서는 가벼운 불안 작업을 완료하도록 하는데(예, 부모가 침대 옆 의자에 앉아 있기, 혹은 아이가 부모/부모 침실 바닥의 매트리스에서 자는 것), 이 단계에 대한 보상은 주말에 부모와 초콜릿 칩 쿠키를 함께 만드는 것(또는 아이가 좋아하는 다른 간식)과 같은 것들입니다.

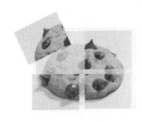

아이는 보상을 받을 때까지 단계를 달성하고 수차례 연습해야 합니다. 일반적인 지침은 각 단계를 4차례 완료하는 것입니다. 한 가지 방법은 쿠키 사진을 인쇄해서 네 조각으로 자르는 것입니다. 아이가 첫 번째 단계를 달성할 때마다 쿠키 한 조각을 추가합니다. 쿠키가 완성되면 보상을 받을 시간입니다! 혹은 단계를 성공할 때마다 스탬프를 받도록 하고, 스탬프 4개를 받으면 보상을 줍니다. 이렇게 하면 진행 상황을 모니터링할 수 있습니다. 어떤 밤에는 그 단계를 달성하지 못할 수도 있는데, 이 때는 스탬프나 쿠키 조각을 추가하지 않습니다(하지만 조각을 잃지도 않습니다). 이것은 비록 차트에 실패하더라도 다음날 밤에 다시 시도하도록 항상 격려하는 것을 의미합니다.

그러면 아이는 각 성취에 대한 보상을 받으며 사다리를 올라갈 것입니다. 마지막 단계에 대한 보상이 가장 커야 합니다. 예시는 다음과 같습니다.

- 친구와 슬립오버
- 부모와 함께 영화관에 가기
- 가족 나들이
- 정말로 원하는 장난감이나 새로운 게임

각 보상은 아이에게 동기를 부여해야 합니다.

예시 : 소피-6세

이전 섹션의 소피를 기억할 것입니다. 소피는 취침시간 제한을 완료했지만 혼자 자는 것에 대한 불안감으로 인해 여전히 약간의 문제가 남아 있었습니다. 소피는 자신의 침대에서 잠을 자곤 했지만, 부모님이 함께 있을 경우에만 가능했습니다. 대부분 소피는 부모님 방 매트리스에서 잠을 잤습니다. 자기 침대에서 자면 밤에 일어나 부모님 방으로 가곤 했습니다.

취침시간 제한 프로그램을 통해 소피는 이제 부모님 방에서 혼자 잡니다. 소피는 자기 방에서 혼자 잠드는 데 성공했지만, 전반적으로 여전히 자신의 침대에서 자는 것을 거부했습니다. 소피의 수면 패턴은 이전 섹션의 예에서 이어집니다. 소피는 오후 8시 30분에 잠이 들고, 오전 6시 30분에 일어나 대략 10시간쯤 수면을 취합니다. 소피에게는 낮에 잘 지내기 위한 충분한 수면으로 생각됩니다. 동일한 수면 스케줄이 지속되면, 노출 사다리의 단계를 시작하게 됩니다.

소피 노출 사다리의 궁극적인 목표는 부모님 없이 자신의 침대에서 잠드는 것입니다. 부모는 소피가 본인의 침대로 돌아가기를 원하지만 소피는 부모님이 옆에 있을 때에만 그렇게 합니다. 사다리 단계를 정하기 전에 엄마는 소피가 두려움에 직면하고 천천히 작업해 갈 수 있도록 나비의 예를 다시 살펴봅니다. 그런 다음 사다리 단계를 수행하기 시작합니다. 첫 번째 단계에서 소피는 엄마가 자신의 침대에서 같이 누워 자기를 원합니다. 여기서 소피의 감정온도계는 '0'입니다. 소피는 전혀 두려워하지 않습니다. 소피가 '조금' 두려움을 느끼는 첫 번째 단계를 생각합니다. 첫번째 단계는 엄마 혹은 아빠가 침대 옆 의자에 앉아있고, 소피는 본인의 침대에서 잠을 자는 것일 것입니다. 소피가 자신의 첫단계가 무엇인지 명확하게 아는 것이 매우 중요합니다. 엄마 혹은 아빠는 침대 옆 의자에 있지만, 아무 말을 하지 않습니다. 소피가 잠이 들도록 조용한 시간을 보냅니다. 이 단계를 달성하고 나면, 보상차트에 스탬프를 얻게 됩니다. 소피와 부모님은 4개의 스탬프를 얻었을 때 보상을 받는 것으로 약속했습니다.

다음 단계의 목표는 소피가 잠들 때 더 이상 소피에 방에 부모님이 필요하지 않을 때까지 부모님이 점점 더 멀리 이동하는 것입니다.

소피의 노출 사다리

단계:

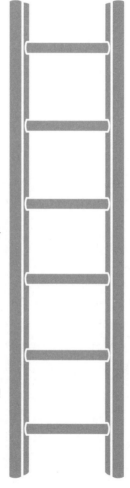

5. 자신의 침대에서 스스로
   자는 것

4. 부모님이 옆방에 있거나
   주방에 서있는 채로 소피
   는 자는 것

3. 부모님이 다른 방에 있지
   만 수분 마다 소피방을 들
   여다보는 채로 자는 것

2. 부모님이 출입구에서 밖
   으로 향해 서 있는 채로
   자는 것

1. 부모님이 침대 옆 의자에
   앉아 있는 채로 소피 자신
   이 침대에서 자는 것

소피의 보상 사다리

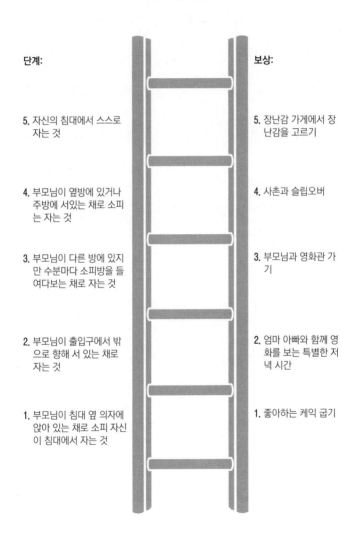

단계:

5. 자신의 침대에서 스스로 자는 것

4. 부모님이 옆방에 있거나 주방에 서있는 채로 소피는 자는 것

3. 부모님이 다른 방에 있지만 수분마다 소피방을 들여다보는 채로 자는 것

2. 부모님이 출입구에서 밖으로 향해 서 있는 채로 자는 것

1. 부모님이 침대 옆 의자에 앉아 있는 채로 소피 자신이 침대에서 자는 것

보상:

5. 장난감 가게에서 장난감을 고르기

4. 사촌과 슬립오버

3. 부모님과 영화관 가기

2. 엄마 아빠와 함께 영화를 보는 특별한 저녁 시간

1. 좋아하는 케익 굽기

1단계 (1-4일 밤):

소피는 첫 번째 단계를 쉽게 통과하고 부모님이 침대 옆 의자에 앉아있는 채로 잠이 듭니다. 이는 소피에게 단계를 달성하는 것과 보상이 연결된다는 것을 실제 알게 해주었기 때문에 좋은 일입니다. 비록 부모님이 거기 앉아 있었어도, 대화를 하지는 않았습니다. 아침 식사를 하면서 감정 온도계를 꺼내 소피는 자신이 느끼는 두려움을 '1' 또는 '2'로 평가하여 이 단계는 소피에게 다루기 쉬운 단계임을 보여줍니다. 주말에 소피는 아빠와 함께 초콜릿 케이크를 만듭니다.

2단계 (5-8일 밤):

다음 4일 동안도 소피는 목표를 달성했고, 매일 밤 부모님이 방을 등지고 출입구에 서 있는 가운데 잠이 들었습니다. 첫날 밤 소피의 걱정은 '4'였지만 이 단계를 4박 동안 수행한 후 '2'로 평가했습니다. 소피는 자신이 가장 좋아하는 영화를 고르고 주말에 가족들과 영화를 보기 위해 팝콘을 샀습니다.

3단계 (9-12일 밤)

3단계는 소피가 부모님을 볼 수 없기 때문에 더 높은 사다리 단계입니다. 하지만 이제 소피는 단계를 달성하고 보상을 받는 것을 잘 이해하고 있고 보상을 받는 것에 대한 동기가 매우 높은 상태입니다. 이 단계의 첫날 밤, 소피는 긴장했습니다(온도계를 '7'로 표시함). 소피는 엄마에게 의자를 다시 침실로 가져와 앉으라고 아야기했습니다.

소피의 엄마는 소피에게 영화관에 가기 위한 노력을 상기시켰고(소피의 3단계 보상), 그것은 소피는 잠들게 했습니다. 첫날 밤에 소피는 부모님을 불렀고, 부모님은 '잠깐만'이라고 대답했습니다. 부모님이 소피의 방으로 고개를 내민 후 (안심시키는 미소를 짓지만 대화는 하지 않음) 다시 부모 방으로 돌아갔습니다. 몇 분 후에 부모는 이를 반복했고 세 번째에는 소피가 잠들었습니다. 소피가 알아차리지 못하게, 부모는 매번 소피를 보러가는 시간 간격을 늘렸는데, 이는 소피가 부모님 없이 더 긴 시간을 혼자 침대에 누워 있게 되었음을 의미합니다. 두 번째 밤에 소피는 계속해서 자신을 안심시켜 주기를 원했지만, 세 번째 밤에는 수면압이 쌓이면서 침대에서 부모님을 부르지 않았습니다. 대체로는 부모가 소피 방에 두 번째 올 때쯤 소피는 어쨌든 자고 있었고, 이것은 불안이 줄어들고 있음을 보여줍니다. 이 단계의 마지막 날 밤 소피는 걱정을 '2'로 평가했습니다.

4단계 (13-15/16 일 밤)

마지막 두 단계는 더 이상 부모님을 볼 수 없기 때문에 소피에게는 더욱 어려운 단계입니다. 이따금 부모님이 소피의 방 밖에서 부드러운 소리를 내고(비록 소피에게 직접적인 것은 아니지만), 소피는 부모님이 근처에 있다는 것을 알고 있습니다. 하지만 이런 소리들이 멈추는 간격이 점점 더 길어졌습니다. 소피는 처음에 엄마나 아빠를 볼 수 없기 때문에 걱정을 감정 온도계에서 '7'로 평가했습니다. 하지만 엄마와 아빠는 사다리를 시작하기도 전에 소피가 수면 닌자가 되었다는 것을 알게 해주었습니다.

소피는 이미 여러 밤을 혼자 잤습니다. 이틀 밤 동안 소피는 부모님이 방에 없는 상태에서 잠이 드는 목표를 달성하였습니다(하지만 여전히 옆방이나 복도에 서있는 부모님의 소리를 들을 수 있음).

셋째 날 밤에는 작은 좌절이 있었습니다. 소피는 부모님 없이 자고 싶지 않았습니다. 소피는 침대에서 일어나 엄마를 본인의 방에 앉히려고 하였습니다. 아빠는 매번 소란을 피하면서 소피를 침대에 돌려보내려고 하였습니다. 아빠는 소피를 침대에 눕히고 잘 자라고 인사하고 방을 나갔습니다. 이것은 소피가 잠들 때까지 두차례 반복되었습니다. 이 날 밤은 소피가 화를 내면서 힘든 밤이 되었습니다. 하지만 아빠는 지속적으로 소피를 소피의 침대로 되돌려 보냈고, 다음날 소피는 스탬프를 받지 못하였습니다. 하지만 다음날 다시 시도할 수 있었고, 부모님은 소피가 두려움에 맞서는 노력을 하고 있는 것에 대해 자랑스럽다고 이야기해주었습니다. 부모님은 학교에 가는 길에도 같은 이야기를 해주었고, 엄마는 소피가 얼마나 잘 해왔는지 소피에게 이야기해 주었습니다. 다음 이틀 밤, 소피는 부모님이 옆방에 있는채로 혼자 잠들기라는 목표를 달성했습니다.

소피는 사촌을 초대해 슬립오버를 할 수 있었습니다!

5단계 (17-20일 밤)

소피는 이제 자신의 침대에서 혼자 잠드는 마지막 단계를 연습하고 있습니다. 부모님은 옆방에서 있거나 복도에서 기다릴 필요가 없었습니다. 4일 연속으로 모든 밤을 완료하고 보상으로 장난감 가게에 갈 수 있었습니다.

소피는 이제 매일 밤 오후 8시 30분에서 오전 6시 30분까지 잘 뿐만 아니라, 부모님 없이도 잘 수 있게 되었습니다.

흔한 질문과 문제들

우리 아이는 침대에서 자꾸 나오려고 해요.

이전의 흔한 질문 및 문제를 참조하기를 권합니다. 2부 3장(73-86쪽) 섹션에서 이에 대해 논의했습니다. 수면 개입 방법에서와 동일하게 반응을 하는 것이 필요합니다. 즉, 소란을 피우거나 지나친 안심시키기를 하지 말고 침착하고 조용하게 아이를 침대로 데려가는 것입니다. 이것은 종종 부모들이 수면 프로그램에서 가장 어렵다고 말하는 것이지만, 지속성과 일관성이 있으면 매우 효과적일 수 있습니다. 때때로, 그런 밤들이 매우 힘들더라도 이틀 정도만 지속해도 야간 저항/걱정이 크게 감소하는 것을 볼 수 있습니다.

우리 아이는 그 단계를 너무 쉽게 생각하는 것 같아요.

소피의 경우처럼 취침시간 혹은 수면 제한 이후 아이는 자신의 방에서 잠을 잘 수 있는 능력이 어느 정도 향상됩니다. 따라서 첫 번째 단계 중 일부는 상당히 쉬울 수 있습니다. 이것은 나쁜 것이 아니고, 아이가 보상 시스템에 대해 배우고 성취를 경험할 수 있는 좋은 기회를 제공합니다. 아이와 부모는 한 단계를 건너뛰기로 결정할 수 있습니다. 예를 들어, 3단계를 건너뛰고 바로 4단계로 가기로 결정할 수도 있습니다. 이 경우 아이는 같은 주말에 두 가지 보상을 동시에 받을 수 있어서 더 좋아할 수 있습니다. 아이가 단계를 건너뛸 준비가 되었는지 확인해야 합니다. 감정 온도계를 사용하여 단계에 대한 불안감을 확인하는 것이 좋습니다. 아이들의 실패는 누구도 원치 않기 때문입니다.

우리 아이는 마지막 단계를 매우 무서워해요.

진료실에서 우리는 마지막 몇 단계에서 불안이 크게 증가하는 것을 종종 볼 수 있었습니다. 불가피하게 이러한 마지막 단계에서 부모는 아이의 방에 있을 수 없습니다(이것이 목표인 경우). 이것이 바로 우리가 종종 중간 단계를 거치는 이유입니다. 즉, 방에 있는 것은 아니지만 또 너무 멀지 않게 부모가 복도에 있도록 하기도 합니다. 만일 4번의 시도 이후에도 아이의 불안이 여전히 높은 경우, 불안이 가라앉을 때까지 이 단계에 좀더 오래 머물러도 괜찮습니다. 예를 들어, 부모님이 복도에 있는 단계에서 며칠 밤 더 머물다가 마지막 단계로 넘어가도 됩니다. 단계를 보다 쉽게 다룰 수 있도록 중간에 다른 단계를 추가해야 할 수도 있습니다. 결국, 아이가 두려움을 극복하려면 두려움에 맞서야 하는데, 그게 힘들어도 괜찮습니다. 두려움과 걱정은 의미있는 감정이며 우리는 아이들에게 결코 불편한 감정을 느껴서는 안 된다는 메시지를 보내는 것은 아닙니다. 노출의 일환으로, 어느 시점에서 아이는 힘든 두려움에 직면하게 될 것입니다. 그러나 부모의 일관성과 지속성은 아이들이 처음에는 가능하지 않다고 느꼈던 두려움을 극복하도록 돕습니다. 1부에서는 부모가 자녀의 걱정을 도우려고 할 때 빠질 수 있는 중요하게 다루어야 할 함정들에 대해 다뤘습니다. 이런 함정에는 아이를 지나치게 안심시키고 두려워하는 것을 피하도록 하는 것이 포함됩니다. 대신, 2부 3장에 설명한대로, 아이가 안심을 얻기 위해 계속해서 침대에서 나오려 하면 일관된 패턴을 따라야 합니다. 다시 아이를 침대로 가게 한 후 방을 나가는 것입니다. 다시 말하지만, 지속성과 일관성이 핵심입니다.

우리 아이는 매일 밤 목표를 달성하지 못합니다.

괜찮습니다! 매일 밤 완벽하게 잠을 자는 사람은 없고, 새로운 기술을 배우는 과정에서 약간의 어려움이 있을 수 있습니다. '힘든 밤'을 보낸 후, 아이에게 자신이 이룬 성공을 상기시켜 주기를 권합니다. 수면 일기를 꺼내서 얼마나 잘 해왔는지 보여줄 수도 있습니다. 비록 다음날 보상 차트에 스탬프가 찍히지 않을 지라도, 그 다음날 밤에 다시 시도할 수 있다는 태도를 취해야 합니다.

제 **6** 장

이완 요법

우리가 처음에 수면 개입을 시작했을 때에는 주로 이완 요법 교육을 포함하였습니다. 이것은 아이들이 불안감을 느낄 때 할 수 있는 행동을 제공하려는 생각이었습니다. 그러나 이후의 경험을 통해 일반적으로 이러한 기술이 이 책에서 설명한 치료법들만큼 효과적이지 않다는 것을 알게 되었습니다. 어린 아이는 침대에 누워있다가 밖에서 소음이 들리면 호흡법을 시행 하기보다 부모에게 바로 가고 싶어합니다. 따라서 자녀가 수면에 관련된 불안을 직면하도록 돕기 위해서는 부모님과 앞서 설명한 방법들이 필요합니다.

그럼에도 불구하고 이완 요법은 확실히 부작용이 없으며 특히 일부 어린이와 부모는 이러한 유형의 활동을 좋아하므로 여기에서 간단히 언급하겠습니다. 자녀의 걱정을 확인하고 이에 도전하도록 지지하는 것과 마찬가지로 이완요법에서 연습이 중요합니다. 자녀가 이완 요법을 사용하도록 하고 싶다면 불안하지 않은 시점을 포함하여 규칙적으로 연습하는 것이 중요합니다. 연습하지 않으면, 불안감을 느낄 때 자동적으로 이완 요법을 사용하기 어려울 것입니다. 학교에 가는 길에, 아침 식탁 위에서, 또는 취침 루틴을 시작하기 전에 연습할 수 있습니다. 마음챙김 호흡 운동에 대한 워크시트는 인터넷 검색을 통해 쉽게 구할 수 있지만 아래에 몇 가지 간단한 예시가 있습니다.

자녀에게 이완 요법을 소개하고 싶다면 프로그램 시작 부분에 하도록 해서 새로운 취침 루틴을 시작하면서 초기부터 밤에 이완 요법을 연습할 수 있도록 합니다.

호흡조절

이완요법은 불안에 대한 치료에서 흔히 사용됩니다. 인터넷에서 '호흡 조절'을 검색하면 방법에 대한 조언과 따라할 수 있는 다양한 방법을 찾을 수 있습니다. 1부에서 논의한 것처럼 우리는 불안해지면 심장이 빨리 뛰고, 피가 빨리 솟구치기 시작하며 호흡도 빨라집니다. 호흡조절은 이를 관리하는 것을 목표로 하며, 자녀와 함께 사용하면 호흡을 조절하고 불안감을 관리하는 데 도움이 됩니다. 이 방법은 비교적 간단합니다. 아이에게 다섯까지 세면서 천천히 숨을 들이쉬고 참았다가 다섯까지 세면서 천천히 숨을 내쉬도록 합니다. 이것을 반복합니다. 또는 아이가 심호흡을 하고 다섯까지 세는 동안 참았다가 천천히 숨을 내쉴 수 있습니다. 어느 쪽이든 괜찮습니다. 핵심은 호흡을 느리게 쉬는 것입니다(날숨 포함).

호흡조절
- 숨을 들이쉬고 다섯까지 센다.
- 참는다.
- 다섯까지 세면서 천천히 내쉰다.

점진적 근육 이완법

이름에서 알 수 있듯이 점진적 근육 이완은 아이가 각 근육을 긴장시키고, 이완(해제)하는 훈련입니다. 목표는 자녀에게 근육을 이완하도록 가르치고 긴장했다는 사실을(예, 불안해할 때) 알아차리도록 하는 것입니다. 이 기술은 호흡 조절과 함께 사용할 수 있습니다. 따라서 아이가 숨을 들이쉴 때 근육을 긴장시키고 숨을 내쉴 때 이완하도록 할 수 있습니다.

자녀를 위한 단계의 예는 다음과 같습니다.

- **발가락** - 발가락을 구부리고 머릿 속으로 5까지 세고 힘을
- **다리** - 허벅지에 힘을 줬다가 5까지 세고 힘을 풉니다.
- **손** - 손을 주먹 쥐었다가 5까지 세고 힘을 풉니다.
- **팔** - 이두박근을 긴장시켰다가, 5까지 세고 힘을 풉니다.
- **배** - 배 근육을 긴장시켰다가, 5까지 세고 힘을 풉니다.
- **어깨** - 어깨를 귀까지 올리고 5까지 세고 힘을 풉니다.
- **얼굴** - 얼굴 표정을 찌그러뜨리고 5까지 세고 힘을 풉니다.

목표는 아이가 이러한 단계를 정기적으로 연습한 다음 잠들 때 걱정이 되기 시작하면 이완 요법을 사용하는 것입니다. 강도나 괴물에 대한 걱정 자체 때문이라기보다는, 생각을 '꺼버리는 것'이 어려운 것일 수도 있습니다.

제 3 부

제 1 장

사건수면을 보이는 아이 도와주기 (예, 야뇨증, 야경증)

몽유병, 야경증 및 야뇨증(사건수면)은 아이에게 흔히 발생하는 수면 문제입니다. 야경증은 아이가 갑자기 '깨어나' 비명을 지르고 동요하고 겁에 질린 것처럼 보이기 때문에 부모에게 특히 고통스러울 수 있습니다. 아이들이 실제로 침대에서 나와 뛰어다닐 수도 있습니다. 마치 극도로 무서워하거나 악몽 속에 '갇힌' 것처럼 말입니다. 부모가 안심시키려고 해도 소용이 없습니다. 부모에게 매우 힘든 일일 수 있지만, 아이는 다음 날 그 사건에 대해 아무 것도 기억하지 못할 것입니다. 몽유병 또한 부모를 힘들게 할 수 있습니다. 부모는 아이가 몽유병 증상으로 집 밖으로 나갈까봐 문을 잠그고 열쇠로 단단히 닫아 두어야 합니다.

사건수면은 유아기 또는 취학 전 아동기에 흔하게 발생하지만 때때로 아동기 초기 또는 후반기에도 지속됩니다. 때때

로 아이는 불면증(잠드는 데 어려움을 겪거나 밤에 깨는 것)
과 사건수면(예, 야경증)을 함께 겪을 수도 있습니다. 이러한
경우에 불면증을 치료 목표로 삼는 것(2부의 취침 시간 제한
사용)이 최선의 개입입니다. 취침 시간 제한으로 자녀의 수
면을 너무 많이 제한해서는 안 되지만 이를 통해 수면의 질을
향상시켜야 합니다. 그러나 사건수면이 주된 문제인 경우(즉,
대부분의 밤에 발생하는 경우) 이 장에 설명된 기법을 시도해
볼 것을 권장합니다.

우리가 본 일부 부모는 아이가 자라면서(약 10세 정도에)
사건수면이 좋아질 것이라고 알고 있었습니다. 대부분의 경
우 이것은 사실입니다. 아이가 십대 초반으로 성장하면서 깊
은 수면의 정도에는 변화가 있습니다. 이 변화는 일반적으로
이보다 사건수면 호전 몇 년 전에 발생합니다. 따라서 자녀는
자연스럽게 깊은 잠을 덜 자게 되며, 이는 사건수면이나 야뇨
증 감소 시기와 일치합니다. 그러나 일부 부모는 이러한 변화
가 발생할 때까지 기다리는 것을 힘들어합니다. 아이의 야경
증 증상은 다른 가족 구성원에게 지장을 주어 괴로움을 유발
할 수 있으며, 야경증과 야뇨증이 지속되면 이부자리 세탁은
말할 것도 없고 자녀와 부모에게 상당한 스트레스와 불안의
원인이 될 수 있습니다.

사건수면은 일반적으로 서파(깊은) 수면 중에 발생하며
아이 수면 부족의 결과일 수 있습니다. 이러한 수면 부족은
깊은 잠을 더 많이 자게 만듭니다. 깊은 잠을 자는 동안 신체
는 아이를 '깨우는' 활동을 일으킵니다.

사건수면은 실제로 어린 시절에 상대적으로 흔하며 많게는 40%의 어린이에게서 관찰됩니다. 사건수면은 깊은 수면 단계에서 발생하기 때문에 1부에서 논의한 것처럼 밤의 첫 1/3 단계에 발생하는 경향이 있습니다. 서로 다른 수면 단계 사이를 전환할 때, 아이는 잠든 상태와 깨어 있는 사이에 '갇힐' 수 있으며, 수면(예, 무반응, 깨어나기 어려움)과 각성(예, 걷기 또는 말하기) 모두에 부합하는 행동을 보일 수 있습니다.

이 섹션에서는 자녀에게 도움이 될 수 있는 두 가지 중재인 정해진 시간에 기상하기 및 수면 연장에 대해 설명할 것입니다. 둘 다 사건수면의 감소(또는 제거)에 효과적입니다.

정해진 시간에 기상하기

'정해진 시간에 기상하기'를 언제 해야 합니까?

사건수면이 주요 문제인 경우, '정해진 시간에 기상하기'를 해야합니다. 여기에는 야경증, 몽유병 또는 야뇨증이 포함됩니다.

자녀가 충분한 수면을 취하고 있지만 여전히 사건수면이 있다고 생각한다면, 정해진 시간에 기상하기가 수면 연장보다 더 나을 것입니다. 이는 자녀가 이미 충분한 수면을 취하고 있는 경우 수면을 더 취하지 않을 가능성이 높기 때문에 수면 연장이 무의미해집니다. 자녀가 수면이 부족한 경우,

수면 연장에 대해서도 알아 보는 것이 좋겠습니다.

이것을 왜 해야 하며 어떻게 작동합니까?

정해진 시간에 기상하기는 자녀의 자연스러운 수면 주기와 함께 작동합니다(1부 1장에서 논의한 바와 같이). 수면 문제(야뇨증, 야경증, 몽유병)가 발생하는 것을 사전에 예방하자는 것입니다. 다행히도 1-2주 동안만 적용하면 되는 기술입니다.

수면 일기를 사용하여 아이의 평소 수면 스케쥴을 정하는 것부터 시작합니다(특히 수면 후 문제가 발생하는 시간(예, 야경증)에 주의해야 합니다). 수면 일기에 야경증의 경우 'N', 몽유병의 경우 'S'으로 표시하여 사건수면이 발생한 시간을 기록합니다.

정해진 시간에 기상하기, 기본 단계

1. 자녀의 수면 문제가 발생하는 대략적인 시간을 계산합니다(보통 밤의 첫 1/3 이내).
2. 이 시간보다 15-20분 먼저 깨워 미연에 방지합니다.
3. 부드럽게 깨웁니다. 아이는 움직이지만 여전히 졸려할 것입니다.

아이를 깨울 때, 아이는 깊은 잠에서 깨어났기 때문에 졸리거나 '몸을 가누지 못하는' 상태여야 합니다. 다음날 아침에 물었을 때 아이들은 깼던 것을 기억하지 못합니다. 정신이 매우 초롱초롱할 정도로 완전히 깨어나서는 안 됩니다. 아이들

을 약간만 깨웁니다. 아이들은 무언가를 중얼거리거나 혼란 스러워 보일 수 있습니다.

야뇨증에도 동일한 원칙이 적용되지만, 이렇게 깨워서 화 장실에 데려가게 됩니다. 이것은 아이들이 매우 졸려할 때 어 려운 일일 수 있습니다. 아마도 아이들에게 주의가 필요할 것 입니다! 아이가 깨우는 것을 알 수 있도록 아이와 함께 이것 을 계획합니다(아이를 놀라지 않게 하기 위함입니다!).

정해진 시간에 깨우기
- 말은 하지 않거나 최소화합니다.
- 조명을 어둡게 유지합니다.
- 자녀가 약간만 각성하는 것을 목표로 합니다(비틀거리고 약 간 늘어진 상태).

야경증이나 몽유병
- 몇 분 동안 침대에 앉힙니다. 조용히 인사만 합니다.
- 깨우기는 하지만(소리를 내거나 중얼거릴 수 있음) 계속 졸리 게 해야 합니다.
- 목표는 아이를 약간만 깨우는 것입니다.

야뇨증
- 잠자리에 들기 약 1시간 전에는 음료 섭취를 제한합니다.
- 위의 모든 사항이 적용되지만 자녀가 화장실에 가는 것도 도와 주어야 합니다. 아이들이 매우 졸려할 것이므로 화장실로 데 리고 가주어야 할 것입니다.

예: 해리 - 8세, 야경증

해리는 8살이고 야경증을 자주 경험합니다. 해리는 보통 잠이 잘 들지만 밤에 일어나서 마치 공격을 받는 것처럼 비명을 지릅니다. 부모는 수면 일기를 작성했고 해리가 잠들고 약 2시간 후에 야경증이 발생한다는 사실을 확인했습니다. 해리는 저녁 7시 30분에 잠자리에 듭니다. 매일 밤, 야경증은 보통 오후 9시 30분경에 일어납니다.

어떤 경우에는 상대적으로 빠르고 간단한 프로그램만으로도 사건수면을 해결하기에 충분합니다. 아주 간단하게 해리를 평균 야경증 시간보다 15분에서 20분 일찍 깨울 것이므로 대략 9시 10분에서 9시 15분 사이가 될 것입니다. 이것을 4일 동안 계속합니다. 이 방법이 성공하면(즉, 그의 야경증이 줄어들고 있다면), 부모는 일상을 바꾸어 다음 4일 동안 이틀에 한번 해리를 오후 9시 15분경에 깨웁니다. 다음에는 해리가 밤에 야경증 없이 잠을 잘 때까지 매 3일마다로 변경됩니다.

야뇨증은 어떻게 합니까?

야뇨증에도 정해진 시간에 기상하기와 동일한 원칙이 적용됩니다. 야뇨증이 예상되는 15-20분 전에 자녀를 깨우고 4일 중 3일을 계속한 다음 야뇨증을 경험하지 않고 밤새 잘 때까지 이틀마다, 3일 마다, 그 다음에는 5일마다 깨우면 됩니다. 야뇨증의 경우, 부드럽게 깨우면서 화장실로 안내하여(졸려야 함) 스스로 용변을 볼 수 있도록 할 수 있습니다.

수면 연장

언제 수면 연장을 사용해야 합니까?
- 사건수면이 주된 문제인 경우(예, 몽유병, 야경증)
- 자녀가 충분한 수면을 못 취하는 것 같고 수업 시간에 졸려하는 등 주간 기능에 문제가 있는 경우

수면연장을 왜 사용해야 합니까?
수면 부족은 사건수면을 일으킬 수 있으므로 수면 연장은 사건수면의 악화를 막는데에 사용됩니다.

무엇이 관련되어 있습니까?
이름에서 알 수 있듯이 수면 연장은 수면 제한의 반대이며 목표는 아이를 더 오래 자게 하는 것입니다. 수면 연장도 단계를 밟는 과정입니다. 아이가 너무 일찍 잠자리에 들면 깬 채로 누워 있을 것이라서 부모도 그렇게 하고 싶지는 않을 것입니다. 우리도 당연히 아이에게 불면증을 생기게 하려는 것은 아닙니다. 따라서 수면 또는 취침 시간 제한과 마찬가지로 일반적으로 취침 시간을 15분 간격으로 변경합니다. 예를 들어 오후 9시부터 오전 7시까지 아이가 자고 야경증을 경험한다면 오후 8시 45분에 아이를 재우기 시작합니다. 이 취침 시간을 일주일 동안 계속합니다. 사건수면의 빈도에 차이가 없다면 취침 시간을 15분 더 앞당겨 취침 시간이 오후 8시 30분이 되도록 합니다.

아이의 수면이 늘어나면서 사건수면 빈도가 점점 줄어들고 더 이상 나타나지 않게 됩니다.

수면연장을 언제 멈출까요?

최적의 시간은 자녀가 쉽게 잠들고(예, 20분 미만) 사건수면이 더 이상 나타나지 않는 때입니다.

야뇨증에 대한 기타 방법

- 침대 알람 - 연구에 따르면 침대 알람은 야뇨증 치료에 효과적입니다. 침대 알람이 습기를 감지하면 알람이 울려 아이를 깨웁니다. 침대 알람의 효과는 학습 이론을 기반으로 합니다. 즉, 시간이 지남에 따라 아이의 뇌는 화장실에 가야 한다는 느낌을 잠에서 깨어나는 것과 연관시킵니다. 침대 알람은 많은 어린이(어린이의 65-80%)에게 도움이 되지만 모든 아이에게 효과적인 것은 아닙니다.

- 주간 방광 운동 - 낮에 수행되는 몇 가지 운동은 자녀의 전반적인 방광 조절을 강화하는 데 도움이 될 수 있습니다. 첫째, 아이가 소변을 볼 때 중간에 몇 초 동안 소변을 멈추었다가 다시 볼 수 있습니다. 둘째, 화장실 가는 시간을 처음 15-30초에서 몇 분까지 증가시켜 점차적으로 늦출 수 있습니다. 이러한 방법이 도움이 되지만 밤에는 야뇨증을 의식적으로 제어할 수 없다는 점을 기억해야 합니다.

수면 연장 또는 정해진 시간에 기상하기 방법이 아이의 사건수면을 해결하지 못한 경우, 주치의에게 수면의학 전문가를 연결해달라고 하는 것이 좋겠습니다. 야간 수면검사를 통해 뇌파와 행동들을 관찰할 수 있습니다.

사건수면에 대응하기

상당한 개선에도 불구하고 사건수면이 가끔씩 발생할 수 있습니다. 이러한 경우 다음을 권장합니다.

- 자녀가 안전한지 확인합니다(예, 외부 문 잠그기, 사건수면증이 몽유병일 경우 계단 근처에 어린이 보호문 설치).

- 갑자기 깨우려고 하지 않습니다. 그렇게 보이지 않더라도 아이들은 자고 있음을 기억합니다. 아이들을 갑자기 깨우는 것은 아이들에게 고통을 줄 가능성이 있습니다.

- 다시 잠이 들 때까지 사건수면을 '이겨낼' 수 있는 차분한 환경을 제공합니다.

- 자녀에게 수치심이나 당혹감을 주지 않습니다. 많은 아이들이 야뇨증에 대해 수치심을 느낀다는 것은 말할 필요도 없습니다. 그러나 야뇨증은 사건수면, 즉 수면장애이며 실제로 스스로 통제할 수 없습니다. 이것을 이해하는 것이 중요합니다. 부모는 아이에게 다른 아이들도 어느 시점에서 야뇨증을 경험한다고 이야기해줄 수 있습니다. 아마 같은 반의 아이들도 그럴 수 있지만 알지 못하는 것일 뿐이라고 알려줄 수 있습니다.

제 **2** 장

건강한 수면 습관 유지하기

축하합니다! 이제 여러분은 아이가 더 잘 자도록 하는 매우 중요하고 효과적인 여러 가지 방법을 배웠습니다. 아래에 여러분이 배웠으면 하는 주요 사항을 요약했습니다.

1. 많은 학령기 아동은 잠을 잘 못 자며 잠이 들거나 다시 잠들 수 있도록 하기 위해 부모가 가까이 있어야 합니다.

2. 아이들이 밤에 깨서 걱정하기 시작할 때를 포함하여 불안은 수면과 반대로 작용할 수 있습니다. 수면압을 더 높이는 것은 불안을 해결하는 데 좋은 '상대'가 될 수 있습니다.

3. 아이가 두려움을 피하도록 허용하고(예, 매일 밤 부모의 침대에서 자게 함) 아이를 지나치게 안심시키면 장기적으로 불안이 지속될 수 있습니다.

4. 수면 일기로 수면을 모니터링하는 것은 건강한 수면 습관의 효과를 추적관찰하는 효과적인 방법일 수 있습니다.

5. 취침 시간 제한 또는 수면 제한은 아이가 잠들고 수면을 유지시키는데에 효과적인 빠르고 강력한 행동요법입니다.

6. 아이가 여전히 밤에 불안을 느끼거나 잠을 자기 위해 여전히 부모가 가까이에 있어야 하는 경우 아이의 걱정을 다루고(특히 8세 이상의 어린이의 경우 2부, 4장) 두려움에 단계적으로 직면하도록 해야 합니다(2부, 5장, 모든 연령의 어린이용).

7. 정해진 시간에 기상하기 또는 수면 연장 방법으로 사건수면을 줄일 수 있습니다.

아이가 수면 문제를 극복하면 좋은 수면이 유지되고 더 이상 문제가 없을 가능성이 높습니다. 그러나 때로는 바쁜 생활로 인해 수면 루틴이 잊혀지고 취침 시간과 기상 시간이 길어지면서 몇 가지 문제가 다시 나타나기도 합니다. 아이들은 잠드는 것에 더 저항하고, 평소보다 밤에 더 많이 깨거나, 아침에 더 피곤해 보일 수 있습니다.

당황할 필요는 없습니다. 이 책에서 배운 방법은 아이의 수면을 정상 궤도로 되돌릴 수 있는 도구가 될 수 있습니다. 아이가 성장함에 따라 수면 요구 사항도 변할 수 있습니다. 이전의 문제가 다시 발생하는 경우 수면 일기를 이용하여 아이가 양질의 수면을 취할 수 있도록 취침/기상 시간을 어떻게 변경해야 하는지 살펴봐야 합니다.

숙면을 유지하려면 특히 다음을 권장합니다.

1. 아이가 가능한 한 일관되게 지킬 수 있는 수면 루틴을 갖도록 합니다.

2. 나이가 많은 아이의 경우: 보다 균형 잡힌 생각을 하고 이

것이 사고 방식의 일부가 되도록 하기 위해 아이와 함께 도전적인 생각을 계속 연습합니다.

3. 아이가 두려움에 맞서도록 합니다. 아이들이 확신하지 못하는 상황을 피할 수 있는 기회를 (무심결이라도) 주지 않도록 합니다.

부메랑 수면 문제

때때로 수면 문제가 재발할 수 있습니다.

이는 스트레스 사건(가족 구성원의 사망) 또는 다른 유발 요인(예, 경미한 질병)으로 인해 발생할 수 있습니다.

수면 문제가 아이와 부모에게 천천히 발생하기도 합니다. 이는 아이의 수면을 정기적으로 모니터링하지 않으면 취침 시간이 더 불규칙해질 수 있기 때문입니다. 아이들은 또한 인지 또는 노출 요법을 사용하지 않았거나 일부 이전의 습관으로 되돌아갔을 수도 있습니다.

어떠한 경우라도, 새로운 수면 일기를 작성하는 것이 유용한 정보를 제공하기 때문에 중요합니다. 이것을 자녀가 잘 잤다는 것을 보여주는 옛 수면 일기와 비교할 수 있습니다. 지금 취침 시간과 다른 취침 시간을 나타내거나 취침 시간이 약간 불규칙해졌을 수 있습니다.

이 책에서 이러한 방법 중 일부를 이미 연습했기 때문에 이전에 성공적이었던 방법을 다시 사용할 수 있겠습니다. 스스로에게 몇 가지 간단한 질문을 해봅니다.

- 취침 시간 제한 또는 수면 제한이 도움이 되었나요? 그렇다면 이들 중 한 가지를 다시 시도합니다.
- 인지 또는 노출 요법을 연습한 후 자녀의 수면 문제가 나아졌나요? 필요한 경우 다시 시도합니다.

우리는 아이가 성장하면서 수면에 변화를 겪게 된다는 점을 주목해야 합니다. 그리고 이러한 변화는 자녀가 10대가 되면서 몇 달, 몇 년에 걸쳐 점진적으로 나타나기 때문에 알아채기 매우 어려울 수 있습니다.

제 **3** 장

청소년기의 수면에 대한 참고 사항

인생 전반에 걸쳐 좋은 수면을 나쁜 수면으로 만드는 많은 상황들이 있습니다. 성인기에는 아이가 태어나거나(많은 부모가 더 자주 깨고, 충분한 수면을 취하지 못하고, 수면이 얕아진다고 보고함), 폐경기(밤에 더 자주 깸), 심지어 은퇴(일상이 편안해지면서 점차 수면이 분절화된 수면으로 변화될 수 있음)의 경우가 이러한 상황에 해당합니다.

수면에 영향을 미치는 삶의 경험 중 하나는 바로 청소년기의 변화입니다. 청소년기의 시작은 두 가지 이유로 특별한 도전입니다. 가장 큰 영향을 미치는 것은 사춘기의 시작이고, 이것은 생물학적으로 수면 과정을 변화시킵니다. 두 번째 이유는 아이가 초등학교에서 중고등학교로 진학하기 때문입니다. 우리는 마지막 장을 이 과도기적 사건에 할애하여 십대에 접어들면서 아이의 안정된 수면 패턴이 악화되는 경우에 대해 부모가 미리 알고 준비할 수 있도록 했습니다.

앞서 언급한 바와 같이, 10여 년 전 수면 클리닉을 열었을 때 취학 전 연령부터 청소년기 이전까지의 아이들은 잠들기 위해(그리고 계속 수면을 유지하기 위해) 부모가 함께 있는 것에 의존하는 경향이 있다는 것을 알 수 있었습니다.

우리는 클리닉에 방문하는 십대들에서의 수면 패턴을 발견했습니다. 십대들은 일반적으로 잠들기까지 오랜 시간이 걸렸습니다. 학령기 아이와 달리 십대 청소년은 일단 잠들면 일반적으로 수면이 유지됩니다. 하지만 잠이 들기 위해 정말 긴 시간이 필요합니다. 대부분 청소년은 부모가 잠든 이후에야 잠이 들었고, 아침에는 일어나는 것이 사실상 불가능했습니다. 그리고 십대들은 나이가 많아질수록 더 늦게 잠들었습니다. 많은 십대들이 학교를 가야 하는 날에도 자정이 넘어서 잠이 들었고, 거의 5명 중 1명이 수면 문제가 너무 심해서 학교 출석에 문제가 있었습니다.

십대들은 학교를 가야 하는 날에도 자정이 넘어 잠이 들었습니다.

따라서 이 장의 목적은 지연성 수면-각성 장애로 알려진 이 새로운 유형의 수면 문제 초기 징후를 인식하는 방법을 알려주고 이러한 수면문제에 대비하는 몇 가지 요령을 제공하는 것입니다.

너무 적게 자거나 늦게 자는 것

청소년 수면 전문가인 Mary Carskadon 교수는 호주 애들레이드에서 진행한 한 강연에서 십대의 수면을 완벽하게 요약했습니다. 그녀는 강연 제목을 '십대 수면: 너무 적고 너무 늦음'으로 정했습니다. 이것은 아마도 너무 늦고 너무 적음으로 순서를 바꾸는 것이 맞을 것입니다. 아이들이 십대가 되면 일반적으로 더 늦게 잠들기 시작하기 때문입니다. 그리고 학교가는 날 밤에 늦게 잠들면 아침에 알람이 울리기 전에 양질의 수면을 취할 시간이 충분하지 않습니다. 따라서 너무 늦게 잠들고 너무 적게 자게 됩니다.

우리는 책에서 취침 시간 제한과 수면 제한이라는 두 가지 간단한 행동 전략을 설명했습니다. 이 두 방법 모두 어린 아이의 취침 시간을 늦추는 공통 팁을 공유하며 충분한 수면압을 형성하여 더 졸리며 더 빨리 잠들게 할 수 있습니다. 이러한 방법은 수면압을 증가시키는 아이의 능력에 의존하지만 십대가 되면 수면압을 증가시키는 능력이 감소하기 시작합니다.

'아이들이 십대가 되면 수면압을 증가시키는 능력이 떨어지기 시작합니다.'

예를 들어, 10살 때 토머스는 수면압을 높일 수 있었기 때문에 늦게 잠자리에 들수록 더 쉽게 잠들 수 있었습니다. 그러나 이것은 사춘기가 시작되기 전이었습니다. 사춘기를 거치면서 더 이상 이전의 취침시간이 토머스에게 적합하지 않습니다. 따라서 16세 쯤이 되면 토마스는 다시 잠들기까지 오랜 시간이 걸리기 시작할 겁니다. 이것은 30분, 45분 또는 그 이상이 될 수 있습니다. 토머스가 잠드는 데 어려움이 있다고 부모에게 말하지 않는 한 부모는 보통 토머스보다 먼저 잠들기 때문에 알 수 없습니다. 따라서 토머스의 부모는 등교하는 아침에 그의 행동 변화로 알 수 있습니다.

- 알람 스누징(일시중지)
- 알람이 울려도 잠
- 아이가 침대에서 일어나도록 도와줄 부모가 필요함
- 자기 자신이 아니게 됨 - 즉, 말을 많이 하지 않고, 표정이 별로 없고, 평소보다 더 짜증을 냄
- 그리고 주말에는 엄청 늦잠을 자는 것!

　물론 이러한 행동 중 많은 부분이 십대들에게는 매우 흔합니다. 대부분의 아침에 이러한 행동이 나타나고 개선되지 않으면(예를 들어, 스트레스가 많은 사건-아마도 큰 과제 제출-이 지나간 후에도 저절로 해결되지 않음), 그리고 십대 자녀가 아침에 일어나기가 매우 힘들어(때로는 불가능하여) 자주 학교에 지각한다면 이를 문제로 여기게 됩니다.

　토머스의 예시에서 적절한 시간에 잠들지 못하는 것이 반드시 그의 잘못은 아닙니다. 많은 사람들이 나쁜 수면 습관에 대해 십대의 전자기기 사용을 탓하지만 수면 문제의 원인은 그들의 행동이 아니라 생물학적 문제일 가능성이 더 큽니다.

십대의 경우 수면 문제는 학교에서 해야 할 일과 함께 스트레스 증가 또는 우정에 대한 걱정 때문일 수도 있습니다(Hiller et al., 2014).

십대가 되면 수면압이 감소합니다.

1970년대에 Mary Carskadon 교수는 스탠포드 여름 수면 캠프(Stanford Summer Sleep Camps)를 운영했습니다(Carskadon et al., 1980). 아직 사춘기에 이르지 않은 어린 십대들을 여름 캠프에 초대하여 낮에는 많은 재미있는 활동을 하고 밤에는 정교한 센서와 비디오 카메라를 사용하여 수면을 모니터링했습니다. 그리고 여름방학이라 학교 수업이 없었기 때문에 최대 10시간까지 자도록 허락했습니다! 그 후 매년 여름, 이 십대들은 이 캠프에 다시 초대되었고 매년 여름 그들의 수면을 측정했습니다. 이 연구에서 흥미로운 점이 꽤 많이 발견되었지만 우리는 그 중 두 가지에 초점을 맞출 것입니다.

첫째, 이 10대들이 나이가 들면서 잠을 '너무 적게' 자게 되는 것이 아니었습니다. 사실 꽤 안정적이었습니다. 10시간의 잠을 잘 수 있는 기회가 주어진 십대들은 9.25시간의 수면을 취했습니다. 이것은 청소년기를 거쳐 전세계 십대를 조사한 것과는 반대 결과입니다. 일반적으로 십대들이 나이가 들수록 점점 더 잠을 적게 자는 것처럼 보이며, 일부 지역(예, 북미, 아시아)에서는 십대들이 더 적은 잠을 잤습니다(Gradisar et al., 2011b). 그러나 십대들은 학교 가는 날 밤에 적게 자는 것이었습니다. 이것이 주요 차이점입니다.

둘째, 스탠포드 여름 수면 캠프에 참석한 십대들은 나이가 들수록 깊은 잠이 40% 감소했습니다. 수면압이 깊은 수면과 관련이 있다고 언급한 것을 기억할 것입니다. 덜 깊은 수면은 수면압을 높일 수 있는 능력의 감소와 연관되어 있을 수 있습니다. 이것은 Mary Carskadon 교수의 연구 그룹(Taylor et al., 2005)의 2005년 연구에서 잘 관찰되었습니다. 이 연구에서는 10대 후반 청소년들이 어린 10대들보다 잠드는 데 훨씬 더 오래 걸린다는 것을 보여주었지만 이러한 현상은 오후 10시 30분경에서 오전 2시 30분 사이에서만 발생했습니다(그들이 그날 아침 오전 8시에 일어났다고 가정). 오후 10시 30분 이전에는 10대 전반 청소년과 10대 후반 청소년 모두 비슷하게 깨어 있었고, 2시 30분 이후에는 그들 모두 비슷하게 졸렸습니다. 그래서 밤 10시 30분 사이에서 오전 2시 30분 시간대는 10대 후반 청소년들이 어렸을 때보다 더 각성이 높아지기 시작하는 때인 것 같습니다. 즉, 자녀가 십대가 되면 오후 10시 30분부터는 덜 졸릴 수 있으므로 잠드는 데 시간이 더 오래 걸리거나 결국 졸릴 때까지 늦게까지 깨어 있게 된다는 것을 알게 되었습니다.

수면압 감소에 대한 '치료'는 없습니다. 그러나 십대의 수면에 대한 또 다른 생물학적 원인에 대한 몇 가지 해결책이 있습니다.

따라잡기: 주말 늦잠자기

10대들이 너무 적게 또는 너무 늦게 자는 중요한 생물학적 이유는 생체 내 시계의 타이밍입니다. 학령기 아동의 대다수는 생체 시계에 따라 잠이 들고 일어나야 하는 시간에 깨게 됩니다. 즉, 대부분의 어린이는 학교에 가기 위해 아침에 깨울 알람 시계가 필요하지 않습니다. 그러나 십대들은 나이가 들어가면서 알람 시계에 점점 더 의존하게 됩니다. 이것은 신체 시계의 타이밍이 점점 늦어지기 때문일 수 있습니다.

그렇다면 십대의 신체(생체)시계는 어떻게 늦춰질까요?

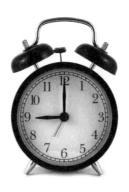

스위스인들은 정확히 24시간 작동하는 시계를 만드는 데 자부심을 느낍니다. 하지만 우리 몸의 시계는 완벽한 24시간 주기를 거치지 않습니다. 다시 말하지만, 우리의 키, 몸무게 및 수면 요구량과 마찬가지로 생체 시계가 하나의 주기를 완료하는 데 걸리는 시간은 사람마다 다릅니다. 일부 사람들은 주기를 완료하는 데 24시간 미만이 걸리며 이들은 대개 고령자입니다. 이 노인들은 저녁에 깨어 있는 데 어려움을 겪고 매우 일찍 일어나는 경향이 있습니다. 사실, 수년 동안 우리는 아동 및 청소년 수면 클리닉에서 '이른 수면 패턴'('아침 종달새' 라고도 함)의 학령기 아동 몇몇을 보았습니다. 그러나 일반적으로 젊은 성인들은 24시간보다 약간 긴 생체 시계를 가지고 있습니다.

하버드 대학교 연구에 따르면 평균적으로 사람들은 24.18시간(또는 24시간 11분) 주기의 생체 시계를 가지고 있습니다(Czeisler et al., 1999). 즉, 일관된 일상을 가지지 않고 자고 싶을 때 자고, 일어나고 싶을 때 일어나는 경우 취침 시간과 기상 시간이 각각 11분씩 늦어집니다. 이는 1주일 동안 77분, 한 달 동안 308분(또는 5시간 8분)의 지연된 수면 시간과 동일하며, 심지어 수면 패턴이 너무 지연되어 결국 '밤을 새고' 4.7개월 후에는 정상적인 취침시간으로 돌아갑니다.

'*키, 몸무게, 수면 요구량과 마찬가지로 생체 시계가 한 주기를 완료하는 데 걸리는 시간은 사람마다 다릅니다.*'

그래서 한 가지 이론은 십대의 생체 시계가 전체 주기를 완료하는 데 걸리는 시간이 24시간보다 길다는 것입니다. 이것은 십대의 생물학적 특성과 학교에 가기 위해 일주일에 적어도 5일 동안 같은 시간에 일어나야 할 필요성 사이에 갈등을 일으킵니다.

또 다른 가능성은 10대들의 생체 시계가 24시간보다 많이 길지는 않지만 다양한 영향으로 인해 그 시간이 뒤로 이동했다는 것입니다. 주요 영향 중 하나는 생체 시계 타이밍이 밝은 빛에 의해 바뀔 수 있다는 것입니다. 자세히 얘기하지 않더라도 늦은 저녁의 밝은 빛은 생체 시계를 지연시킬 수 있습니다. 저녁에 밝은 빛을 바라보는 것은 눈을 통하여 뇌에 깨어 있어야 한다는 신호를 보냅니다. 반대로, 아침에 밝은 빛이 없는 것, 즉 희미한 빛과 어둠 속에서 있는 것, 그리고 눈에 빛을 전혀 받지 못하는 경우, 즉 잠을 자는 것도 수면 시간이 지연될 수 있습니다. 이런 식으로 십대가 일어나는 시간이 지연될 수 있을 뿐만 아니라 밤에 잠드는 시간도 지연될 수 있습니다. 이런 패턴은 전체 24시간 리듬을 지연시킵니다.

십대가 늦은 밤 TV, 컴퓨터 및 휴대전화 같은 스크린 조명을 피해야 한다고 생각할 것입니다. 그러나 이전에 논의한 바와 같이 이것들이 해로운 영향을 주는지에 대한 연구 결과는 일관되지 않습니다. 그러나 10대들의 생물학적 특성이 이미 그들을 더 초롱초롱하게 만들고 있으며 전자 기기는 화면에서 '청색광'을 제거하는 옵션을 제공하므로 밝은 빛(예, 노트북 화면)을 피하는 것이 일반적으로 좋은 수면 습관으로 권장됩니다.

저녁에 밝은 빛에 노출되는 것과 함께 아침에 빛이 없는 것은 십대의 생체 시계가 타이밍을 지연시킬 수 있습니다. 잠을 잘 때는 빛에 노출되지 않습니다. 여기에는 주말에 늦잠을 자는 경우도 포함됩니다. 연구에 따르면 10대들이 주말에 늦잠을 자면 생체 시계의 타이밍을 평균 45분 늦출 수 있습니다(Crowley & Carskadon, 2010). 따라서 늦잠은 십대의 생체 시계 타이밍을 악화시킬 수 있습니다.

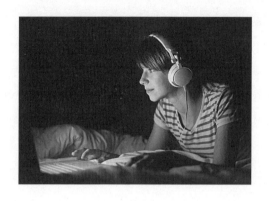

물론 이것은 진퇴양난입니다. 주말에 많이 자면 십대의 생체 시계를 지연시킬수 있습니다. 2부 3장에 나오는 수면압에 대한 연료 충전소의 예를 생각해보면, 십대 자녀가 주말에 늦잠을 잘수록 그 날 수면압을 충분히 쌓으려면 더 길게 깨어 있어야 합니다. 그리고 다음날 밤 늦게 잠들게 됩니다. 따라서 지연이 지속되거나 악화됩니다. 그러나 반면에 주말에 늦잠을 자는 것은 아마도 학교 가야하는 밤에 잠을 너무 적게 자서 부족한 잠을 '따라잡아야' 하기 때문일 것입니다. 그렇지 않으면 지속적으로 너무 적은 수면으로 인해 심각한 결과를 겪을 수 있습니다. 따라서 십대들이 잠을 보충하도록 허용하는 것과 너무 오래 자도록 허용하지 않는 것 사이에는 미묘한 경계가 있습니다. 아래에서 청소년 수면 관리 요령과 함께 이에 대해 자세히 논의합니다.

닭인가 달걀인가? 수면압인가 생체시계인가? 우리는 아직 아이들이 십대가 될 때 어떤 생물학적 과정이 먼저 변하는지 잘 모릅니다. 생체 시계가 점점 더 늦어지기 시작하고, 그 이후에 수면압이 감소하기 시작하는 것일 수 있습니다. 또는 아이의 수면압이 감소하면서 10대 청소년이 늦게 깨어있고 수면 보충을 위해 가능한 한 많이 잘 수도 있습니다. 그리고 그렇게 함으로써 생체 시계가 늦어지게 됩니다. 현재로서는 이 질문에 답할 수 있는 정확한 과학적 정보가 없습니다. 그러나 다양한 연구를 통해 수년 내에 생물학적 특성이 청소년의 수면에 어떤 영향을 미치는지에 대한 답을 얻을 수 있기를 바랍니다.

수면 문제를 겪은 아이가 늦게 자는 십대가 될까요?

　수면 문제에 대한 치료를 실시한 학령기 아동 약 42명을 치료 후 경과를 추적관찰했습니다. 아쉽게도 여러 가지 이유로 많은 이들과 연락을 할 수 없었지만, 12세에서 19세 사이인 15명의 수면 데이터를 수집할 수 있었습니다. 몇몇 아이들은 우리가 이 장에서 설명한 늦게 자는 십대의 유형에 해당했지만, 기쁘게도 이 책에 설명된 방법을 사용하여 치료를 마친 대부분의 아이들은 좋은 수면을 유지하고 있었습니다. 이것은 불안한 아이와 늦게 자는 십대의 수면 문제에 대한 원인이 상당히 다르기 때문입니다.

　전자는 대체로 시간을 정확히 맞추는 생체시계를 가지고 있지만 후자의 경우는 수업이 진행되고 있는 오전 중반에야 깨어나는 생체 시계 타이밍을 가지고 있습니다. 이것은 우리가 이 책에서 설명한 방법이 늦게 자는 십대에게는 효과가 없다는 것을 의미합니다. 그러나 희망을 잃지 않기를 바랍니다. 몇 가지 해결책이 있습니다.

부모가 설정한 취침 시간

2008년부터 2010년까지 우리 연구 그룹은 호주 청소년의 수면에 대한 대규모 연구를 수행했습니다. 원래 목적은 호주 청소년의 현재 수면 패턴이 어떤지 파악하는 것이었습니다. 우리 연구원 중 한 명인 미셀 쇼트 박사에게는 당시 세 명의 십대 자녀가 있었습니다.

어느 날 밤 그녀는 십대 아들 중 한 명에게 특정 시간에 잠자리에 들라고 했고 아들은 그 이유를 물었습니다. 그녀는 특정 취침 시간이 더 나은 수면과 다음날 더 효율적인 기능에 도움이 된다는 증거가 있다고 말했습니다. 아들이 이에 대한 연구 근거 자료를 보자고 했을 때 그녀는 실제로 출판된 과학적 증거가 없다는 것을 깨달았습니다. 그래서 쇼트 박사는 스스로 답을 찾으려고 했습니다.

아니나 다를까, 그녀는 부모와 함께 취침 시간을 정한 십대들이 더 많이 잤을 뿐만 아니라 다음날 피로도도 덜하다는 것을 발견할 수 있었습니다(Short et al., 2011). 같은 시기에 미국의 다른 연구자들은 부모가 취침시간을 정하는 경우 십대의 기분에도 도움이 된다는 사실을 발견했습니다

　　평균적으로 호주 10대 중 18%만이 부모가 취침 시간을
정했고 이는 일반적으로 학교가는 날 밤이었습니다. 그러나
미국의 10대는 부모가 취침 시간을 정하는 비율이 훨씬 높았
습니다(National Sleep Foundation; 그림 4). 마지막으로 부모
가 취침 시간을 정한 십대들이 일반적으로 그렇지 않은 십대
들보다 나이가 적었다는 점은 놀라운 일이 아닙니다.

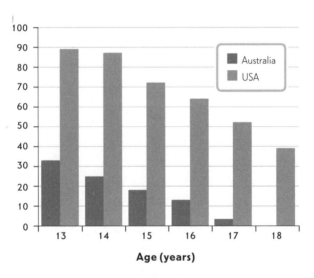

그림 4. 부모가 취침시간을 설정한 호주와 미국 10대들의 비율

　　다행스럽게도 당신이 지금 이 책을 읽고 있다면 수면 문제
가 있는 자녀는 아직 십대가 아닐 가능성이 높습니다. 그리고
자녀를 위해 정해진 취침 시간이 있을 가능성이 있습니다(적
어도 학교가는 날 밤에는). 따라서 자녀가 10대가 될 때 수면
문제를 예방하거나 적어도 최소화할 수 있는 기회가 있습니

다. 학교 가는 날 밤에는 가능한 한 오랫동안 일관된 취침 시간을 정할 것을 강력하게 권합니다. 자녀가 학창 시절을 보내면서 자연스럽게 더 깨어 있을 것으로 예상되므로(생물학적 수면압이 변하기 때문에) 취침 시간을 늦추되 여전히 정해진 취침시간이 있다는 것을 인식하게 합니다. 주말에도 취침 시간을 설정할 수 있으며 학교 가는 날 취침 시간보다 조금 늦게 설정하는 것이 현명할 것입니다. 학교 가는 날 밤과 주말 취침 시간의 차이는 2시간 이내여야 합니다.

'학교 가는 날 밤과 주말 취침 시간의 차이는 2시간 이내여야 합니다.'

마찬가지로, 여러분의 어린 십대는 주말에 더 오래 자고 늦게 잠을 자기 시작할지도 모릅니다. 주말에도 평소 학교 가는 날의 아침 기상 시간 2시간 이내에 일어나 있는지 확인합니다. 예를 들어, 아이들이 등교하는 아침에 보통 오전 7시에 일어난다면 주말에는 오전 9시 이전에 깨우도록 합니다.

이러한 방법은 대부분의 십대에게 효과가 있고, 이 경우 예방이 치료보다 낫습니다. 즉, 이미 정해진 취침 시간이 없는 10대 자녀가 있는 경우 학교가는 날 밤에 갑자기 새로운 취침 시간을 설정하는 데 상당히 어려움을 겪을 수 있습니다. 그럼에도 불구하고 충분한 수면을 취하는 것의 좋은 점(예를 들어 더 나은 학교에서의 수행능력, 더 행복한 느낌)에 대해 아이들과 이야기를 나눌 필요가 있습니다. 그런 다음 취침 시간을 협상하여 충분히 수면을 취하도록 할 수 있습니다.

10대 자녀와 '부모가 정한 취침 시간'에 대해 이야기 할 수 없다면, 평소 등교하는 아침 기상시간에서 2시간이상 늦지 않게 주말에도 자녀를 깨우라는 이전 조언을 따르는 것이 좋습니다.

이러한 조치는 늦어진 생체 시계로 인해 발생할 수 있는 십대 심각한 수면 문제를 예방하거나 적어도 최소화하기 위한 것입니다. 그러나 그것은 많은 기술 중 하나에 불과합니다. 다음 주제는 많은 학부모, 교사, 의료 전문가 및 언론에서 질문하는 주제입니다. 십대의 수면에 대한 전자 기기의 영향은 어떤가요? 대답은 상당히 놀랍습니다.

전자기기의 사용

많은 사람들은 십대 자녀의 숙면을 돕는 가장 좋은 방법 중 하나는 침실에서 모든 전자기기를 제거하는 것이라고 말합니다. 그러나 우리의 연구에 따르면 일반적으로 전자기기 사용은 청소년의 수면을 방해하는 것에 큰 역할을 하지는 않습니다. 믿기 힘들겠지만 지난 몇 년 동안 전자기기 사용과 십대의 수면에 대해 많은 연구를 했습니다. 우리는 전자기기 사용으로 인해 수면에 심각한 영향을 받는 십대들이 있을 것이라는 점을 인정하지만 그들은 소수에 속합니다. 매우 상호 작용이 많은 전자기기(소셜 미디어 포함)의 경우 잠자리에 들기 전에 피해야 합니다. 그러나 일반적으로 전자기기 사용이 청소년의 수면에 미치는 영향은 2% 미만입니다. TV 시청은 청소년의 수면에 거의 영향을 미치지 않습니다. 십대의 수면에 더 많은 영향을 미치는 다른 요인이 있으며, 이들 중 많은 요인은 가족의 통제 범위 내에 있습니다. 위에서 언급했듯이 학교가는 날 밤 취침 시간을 가능한 한 설정하는 것에 집중할 것을 추천합니다. 이것은 자녀가 십대가 되면서 충분한 수면을 취하도록 하는데에 큰 역할을 할 것입니다. 또한 좋은 수면 환경도 중요한데 집안은 평온하고, 조용하고 편안해야 합니다. 가족 내 혼돈, 동요 및 스트레스는 모두 십대의 수면에 부정적인 영향을 미칠 수 있습니다. 바쁜 가족 생활 방식과 부모가 정한 취침 시간 부재는 전자기기 사용보다 십대의 수면 문제에 실제로 더 많은 영향을 미칩니다.

따라서 한 걸음 물러서서 저녁에 가족이 어떻게 행동하는지 살펴보고 십대 자녀가 더 잘 자도록 하기 위해 긍정적인 변화를 주어야 하는지 확인합니다.

십대들이 더 오래 잘 수 있도록 도와주는 자연스러운 해결책

십대를 위한 수면 전략을 자세히 설명하려면 별도의 책 출판이 필요하고 위에서 설명한 생물학적 요인 외에도 수면에 부정적인 영향을 주는 요인에 대해 더 많은 이해가 동반되어야 합니다. 생물학적 과정 또한 더 완전하게 설명될 수 있어야 합니다. 그래도 한가지 예를 들자면, 심각한 수면 문제를 유발하는 자녀의 주말 늦잠을 제한하는 것이 생체 시계의 심각한 지연을 방지하는 데 도움이 되지만, 십대들이 아침에 밝은 빛을 받는 것 또한 매우 중요합니다.

이것은 이상하게 들릴 수 있습니다. 왜 아침에 밝은 빛을 받으면 밤에 더 빨리 잠드는 데 도움이 될까요?

귀에 두 가지 기능(즉 청각과 균형)이 있듯이 눈에도 두 가지 기능이 있습니다. 하나는 사물을 보는 것, 더 구체적으로는 우리의 뇌가 주변 세계에 대한 시각 정보를 받아들이도록 하는 것입니다. 각 눈 뒤쪽의 시신경은 이 시각적 정보를 뇌 뒤쪽으로 보내 우리가 보고 있는 것을 처리하고 이해합니다. 또한 이 시신경은 우리 뇌의 중앙에 있는 생체 시계의 집에 해당하는 시교차상핵(SCN)으로 알려진 영역에 아주 가깝게 지나갑니다. 하지만 생체 시계가 관심을 갖는 것은 시각 정보가 아니라 우리 눈이 빛을 보고 있는가, 아니면 어둠을 보고 있는가입니다.

생체 시계가 빛을 본다면 낮이고 깨어 있어야 한다는 신호입니다. 반대로 생체 시계가 어둠을 감지하면 밤이고 잠을 자야 한다는 신호입니다.

이것은 특히 우리 대부분이 밤이 되면 졸리다고 느끼고 해가 뜨는 아침에 정신을 차리게 된다는 점을 고려할 때 이치에 맞습니다.

이제 십 대 자녀가 수면 문제가 있어서 자연스럽게 꽤 늦게 잠들고(오전 1시) 늦잠 자도록 허용한다면 늦게(예, 오전 10시) 일어난다고 상상해 봅시다. 일요일 아침 10시까지 잠을 자면 눈을 감고 있기 때문에 어두우므로 생체 시계는 잠을 자야 한다는 신호를 보냅니다. 십대가 눈을 뜨고 생체 시계가 빛을 받기 시작하면 생체 시계는 하루가 시작된 되었다고 봅니다. 이것은 생체 시계가 시간측정을 시작하고(스톱워치의 시작 버튼을 누르는 것과 같은) 십대가 하루를 시작하는 때입니다. 따라서 눈의 두 번째 기능은 생체 시계를 재설정하도록 돕는 것입니다.

생체 시계는 실제 시간이 몇 시인지 모르거나 신경 쓰지 않습니다. 생체 시계에 더 중요한 것은 낮인지 밤인지입니다. 따라서 일요일 아침 10시에 시간측정을 시작한다면, 생체 시계는 십대가 오전 1시쯤 잠들 것으로 예상합니다. 그러나 일요일 밤이고 학교는 다음날 오전 8시 30분에 시작하기 때문에 부모와 심지어 십대 자신도 충분한 수면을 취하기 위해 충분히 일찍(예, 오후 10-11시) 잠들어야 한다는 것을 알고 있습니다. 그럼 어떻게 될까요? 십대는 '적절한' 시간(예, 오후 10시 30분)에 잠자리에 들고 모든 전자 제품을 끄고 조명을 끄지만 몇 시간 동안 깨어 있습니다. 왜냐하면 생체 시계가 준비되는 오전 1시가 돼서야 비로소 잠이 들 것이기 때문입니다.

지난 30년 동안 십대의 수면에 어떤 일이 일어나는지 이해하는 데 도움이 될 수 있는 많은 연구가 있었으며, 특히 지난 10여 년 동안 우리는 심각한 수면문제를 치료하는 효과적인 방법을 개발하기 시작했습니다. 이러한 방법 중 하나는 생체 시계가 빛을 받을 때와 어둠을 받을 때를 속이는 것입니다. 이런 방법으로 더 일찍 잠들고 더 일찍 일어나게 되는 것인데, 십대 자녀가 아침에 밝은 빛에 노출되도록 하는 것은 생체 시계를 잘 작동시키는 한 가지 팁입니다. 이는 햇빛이나 청색광(예, 형광등)의 인공 조명을 통해 이루어질 수 있습니다.

십대 수면 관련 팁 - 요약

(a) 주중에는 일관된 취침 시간을 정합니다. 가능하면 주말 취침 시간도 정합니다(학교가는 밤 취침 시간보다 2시간 이상 늦지 않게).

(b) 취침 시간 전에 차분하고 조용한(숙제도 하지 않는) 환경을 제공합니다. 조광기 스위치를 사용하여 밤에 고요하고 편안한 분위기를 만드는 것과 같은 방식으로 저녁이 깊어짐에 따라 집안의 자극을 줄이는 조광기 스위치가 있어야 합니다.

(c) 여러분의 십대들이 주말에 긴 '보충용' 수면을 취하는 것을 피하도록 합니다. 수면압에 영향을 미칠 수 있습니다.

이것이 끝입니다. 여러분 스스로 수면 치료자가 되어 자녀의 수면 문제를 도울 수 있도록 가르칠 수 있기를 진심으로 바랍니다.

잘 자요!

참고 문헌

AAP Council On Communications And Media (2016). 'Media use in school-aged children and adolescents'. *Pediatrics*, 138, e20162592.

American Academy of Sleep Medicine (2014). *International Classification of Sleep Disorders* (3rd edition) (ICSD-3). Darien, Illinois, USA: American Academy of Sleep Medicine.

Bartel, K., & Gradisar, M. (2017). 'New directions in the link between technology use and sleep in young people'. In Sona Nevsimalova & Oliviero Bruni (eds.), *Sleep Disorders in Children*, pp. 69–80, Springer International Publishing, Switzerland.

Bartel, K., Gradisar, M., Williamson, P. (2015). 'Protective and risk factors for adolescent sleep: A meta-analytic review'. *Sleep Medicine Reviews*, 21, 72–85.

Bartel, K., Scheeren, R., & Gradisar, M. (2017). 'Altering adolescents' pre-bedtime phone use to achieve better sleep health'. *Health Communication*. In Press.

Meijer, A. M., Oort, F., & Gradisar, M. (2016). 'Protective and risk factors associated with adolescent sleep: Findings from Australia, Canada and The Netherlands'. *Sleep Medicine, 26,* 97–103.

Baum, K. T., Desai, A., Field, J., Miller, L. E., Rausch, J., Beebe, D. W. (2014). 'Sleep restriction worsens mood and emotion regulation in adolescents'. *Journal of Child Psychology & Psychiatry,* 55, 180–90.

Cain, N., & Gradisar, M. (2010). 'Electronic media use and sleep in school-aged children and adolescents: A review'. *Sleep Medicine,* 11, 735–42.

Cajochen, C. (2007). 'Alerting effects of light'. *Sleep Medicine Review,* 11, 453–64.

Carskadon, M. A. (2011). 'Sleep in adolescents: The perfect storm'. *Pediatric Clinics of North America,* 58, 637–47.

Carskadon, M. A., & Dement, W. C. (2005). 'Monitoring and staging human sleep'. In M. H. Kryger, T. Roth, W. C. Dement (eds.), *Principles and Practice of Sleep Medicine,* pp. 1359–77. Elsevier, Philadelphia, PA.

Carskadon, M. A., Harvey, K., Duke, P., Anders, T. F., Litt, I. F., & Dement, W. C. (1980). 'Pubertal changes in daytime sleepiness'. *Sleep*, 2, 453–60.

Crowley, S. J., & Carskadon, M. A. (2010). 'Modifications to weekend recovery sleep delay circadian phase in older adolescents'. *Chronobiology International,* 27, 1469–92.

Czeisler, C. A., Duffy, J. F., Shanahan, T. L., Brown, E. N., Mitchell, J. F., Rimmer, D. W., Ronda, J. M., Silva, E. J., Allan, J. S., Emens, J. S., Dijk, D., Kronauer, R. E. (1999). 'Stability, precision, and near-24-hour period of the human circadian pacemaker'. *Science,* 284, 2177–81.

Dahl, R. E., & Harvey, A. G. (2007). 'Sleep in children and adolescents with behavioral and emotional disorders'. *Sleep Medicine Clinics,* 2, 501–11.

Dewald, J. F., Short, M. A., Gradisar, M., Oort, F. J., Meijer, A. M. (2012). 'The Chronic Sleep Reduction Questionnaire (CSRQ): a cross-cultural comparison and validation in Dutch and Australian adolescents'. *Journal of Sleep Research,* 5, 584–94.

Drake, C., Richardson, G., Roehrs, T., Scofield, H., & Roth, T. (2004). 'Vulnerability to stress-related sleep disturbance and hyperarousal'. *Sleep,* 27, 285–91.

Evenson, K. R., Goto, M. M., & Furberg, R. D., (2015). 'Systematic review of the validity and reliability of consumer-wearable activity Trackers'. *International Journal of Behavioral Nutrition.* DOI 10.1186/s12966-015-0314-1

Ferber, R., (2006). *Solve Your Child's Sleep Problems* (2nd edition). New York, NY: Fireside.

Galland, B. C., Taylor, B. J., Elder, D. E., & Herbison,

P. (2012). 'Normal sleep patterns in infants and children: A systematic review of observational studies'. *Sleep Medicine Reviews*, 16, 213–22.

Gangwisch, J. E., Babiss, L. A., Malaspina, D., Turner, J. B., Zammit, G. K., & Posner, K. (2010). 'Earlier parental set bedtimes as a protective factor against depression and suicidal ideation'. *Sleep*, 33, 97–106.

Gradisar, M., Dohnt, H., Gardner, G., Paine, S., Starkey, K., Menne, A., Slater, A., Wright, H., Hudson, J. L., Weaver, E., & Trenowden, S. (2011a). 'A randomized controlled trial of cognitive-behavior therapy plus bright light therapy for adolescent delayed sleep phase disorder'. *Sleep*, 34, 1671–80.

Gradisar, M., Gardner, G., & Dohnt, H. (2011b). 'Recent worldwide sleep patterns and problems during adolescence: A review and meta-analysis of age, region, and sleep'. *Sleep Medicine*, 12, 110–18.

Gradisar, M., & Short, M. (2013). 'Sleep hygiene and environment: Role of technology'. In A. R. Wolfson and H. Montgomery-Downs (eds.), *Oxford Handbook of Infant, Child, and Adolescent Sleep and Behaviour*, (pp. 113–26). New York, USA: Oxford University Press.

Gradisar, M., Wolfson, A. R., Harvey, A., Hale, L., Rosenberg, R., & Czeisler, C. A. (2013). 'The sleep and technology use of Americans: Findings from the 2011 National Sleep

Foundation's "Sleep in America" Poll'. *Journal of Clinical Sleep Medicine*, 9, 1291–9.

Heath, M., Sutherland, C., Bartel, K., Gradisar, M., Williamson, P., Lovato, N., & Micic, G. (2014). 'Does one hour of bright or filtered short-wavelength tablet screenlight have a meaningful effect on adolescent's pre-bedtime alertness, sleep and daytime functioning?' *Chronobiology International*, 31, 496–505.

Hiller, R. M., Lovato, N., Gradisar, M., Oliver, M., & Slater, A. (2014). 'Trying to fall asleep while catastrophising: what sleep-disordered adolescents think and feel'. *Sleep Medicine*, 15, 96–103.

Iglowstein, I., Jenni, O. G., Molinari, L., Largo, R. H. (2003). 'Sleep duration from infancy to adolescence: Reference values and generational trends'. *Pediatrics*, 111, 302–7.

Jenni, O. G., Borbély, A. A., & Achermann, P. (2004). 'Development of the nocturnal sleep electroencephalogram in human infants'. *American Journal of Physiology: Regulatory, Integrative and Comparative Physiology*, 286, R528–38.

King, D., Gradisar, M., Drummond, A., Lovato, N., Wessel, J., Micic, G., Douglas, P., & Defabbro, P. (2013). 'The impact of violent videogaming on adolescent sleep-wake activity'. *Journal of Sleep Research*, 22, 137–43.

Kotagal, S. (2009). 'Parasomnias in childhood'. *Sleep Med-*

icine Reviews, 13, 157–68.

Krauchi, K., Cajochen, C., & Wirz-Justice, A. (1997). 'A relationship between heat loss and sleepiness: Effects of postural change and melatonin administration'. *Journal of Applied Physiology*, 83, 134–9.

Kryger, M. H., Roth, T., & Dement, W. C. (eds.), *Principles and Practice of Sleep Medicine* (5th edition, pp. 16–26). St Louis: Elsevier Saunders.

Lo, J. C., Ong, J. L., Leong, R. L. F., Gooley, J. J., & Chee, M. W. L. (2016). 'Cognitive performance, sleepiness, and mood in partially sleep deprived adolescents: The Need for Sleep Study'. *Sleep*, 39, 687–98.

Miller, C. B., Espie, C. A., Epstein, D. R., Friedman, L., Morin, C. M., Pigeon, W. R., Spielman, A. J., & Kyle, S. D. (2014). 'The evidence base of sleep restriction therapy for treating insomnia disorder'. *Sleep Medicine Reviews*, 18, 415–24.

Miller, W. R., & Rollnick, S. (2012). *Motivational interviewing: Helping people change* (3rd edition). New York: Guildford Press.

Mindell, J. A., Meltzer, L. J., Carskadon, M. A., & Chervin, R. D. 'Developmental aspects of sleep hygiene: Findings from the 2004 National Sleep Foundation "Sleep in America" Poll'. *Sleep Medicine*, 10, 771–9.

Moberly, N. J., & Watkins, E. R. (2008). 'Ruminative

selffocus and negative affect: An experience sampling study'. *Journal of Abnormal Psychology*, 117, 314–23.

Muris, P., Murckelbach, H., Gadet, B., & Moulaert, V. (2000). 'Fears, worries and scary dreams in 4 to 12-yearold children: their content, developmental pattern, and origins'. *Journal of Clinical Child Psychology*, 29, 43–52.

National Sleep Foundation (2006). 2006 *'Sleep in America' Poll: Summary of findings*. Washington, DC: National Sleep Foundation.

Olds, T., Maher, C., Blunden, S., Matricciani, L. (2010). 'Normative data on the sleep habits of Australian children and adolescents'. *Sleep*, 33, 1381–8.

Paine, S., & Gradisar, M. (2011). 'A randomised controlled trial of cognitive-behaviour therapy for behavioural insomnia of childhood in school-aged children'. *Behaviour Research and Therapy*, 49, 379–88.

Reynolds, C., Gradisar, M., Afrin, K., Perry, A., Wolfe, J., & Short, M. A. (2016). 'Adolescents who perceive fewer consequences of risk-taking choose to switch off games later at night'. *Acta Paediatrica,* 104, e222–e227.

Sadeh, K. (2005). 'Cognitive-behavioral treatment for childhood sleep disorders'. *Clinical Psychology Review,* 25, 612–28.

Short, M. A., Gradisar, M., Wright, H., Lack, L. C.,

Dohnt, H., & Carskadon, M. A. (2011). 'Time for bed: Parent-set bedtimes associated with improved sleep and daytime functioning in adolescents'. *Sleep*, 34, 797–800.

Short, M.A., & Louca, M. (2015). 'Sleep deprivation leads to mood deficits in healthy Adolescents'. *Sleep Medicine*, 16, 987–93.

Smith, L., Gradisar, M., King, D. L., & Short, M. A. (2017). 'Intrinsic and extrinsic predictors of video gaming behavior and adolescent bedtimes: The relationship between flow states, self-perceived risk-taking, device accessibility, parent-regulation of media and bedtime'. *Sleep Medicine,* 30, 64–70.

Smith, L., King, D.L., Richardson, C., Roane, B., & Gradisar, M. (2017). 'Mechanisms influencing older adolescents' bedtimes during videogaming: the roles of game difficulty and flow'. *Sleep Medicine.* In Press.

Spielman, A. J. (1986). 'Assessment of insomnia'. *Clinical Psychology Review,* 6, 11–25.

Taylor, D. J., Jenni, O. G., Acebo, C., & Carskadon, M. A. (2005). 'Sleep tendency during extended wakefulness: insights into adolescent sleep regulation and behavior'. *Journal of Sleep Research,* 14, 239–44.

Van der Lely, S., Frey, S., Garbazza, C., Wirz-Justice, A., Jenni, O. G., Steiner, R., Wolf, S., Cajochen, C., Bromundt, V., & Schmidt, C. (2015). 'Blue blocker glasses as a countermeasure for alerting effects of evening light-emitting diode screen exposure in male teenagers'. *Journal of Adolescent Health,* 56, 113–19.

Van Dongen, H. P. A., Maislin, G., Mullington, J. M., & Dinges, D. F. (2003). 'The cumulative cost of additional wakefulness: Dose-response effects on neurobehavioural functions and sleep physiology from chronic sleep restriction and total sleep deprivation'. *Sleep,* 26, 117–26.

Weaver, E., Gradisar, M., Dohnt, H., Lovato, N., & Douglas, P. (2010). 'The effect of pre-sleep video game playing on adolescent sleep'. *Journal of Clinical Sleep Medicine,* 6, 184–9.

Wolfe, J., Kar, K., Perry, A., Reynolds, C., Gradisar, M., & Short, M. A. (2014). 'Single night video game use leads to sleep loss and attention deficits in older adolescents'. *Journal of Adolescence,* 37, 1003–9.

추가적으로 읽을 자료

아이들의 전반적인 불안 문제를 다루는 책들

Cathy Creswell & Lucy Willetts (2018). Helping Your Child with Fears and Worries (2nd edition). Robinson.

Ronal Rapee, Ann Wignall, Susan H. Spence, Vanessa Cobham, Heidi Lyneham (2009). Helping Your Anxious Child (2nd edition). New Harbinger.

부록

이 책 내용과 관련된 자료들:

- 수면/각성 일기
- 주간 수면 스케줄
- 조용한 활동 메뉴
- 감정이 몸에서 어떻게 느껴지는지 아이들이 알아내도록 돕기
- 걱정되는 생각에 도전하기
- 감정 평가: 감정 온도계
- 노출 사다리와 보상 사다리

수면 일기

2부 4장에 설명됨

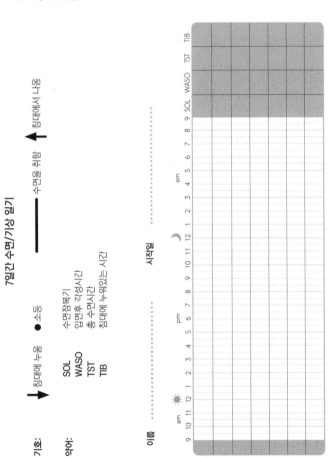

주간 수면 스케줄

취침시간 제한 또는 수면 제한

	조용한 시간	취침 시간	기상 시간
1주차 날짜 ⋯⋯⋯⋯⋯			
2주차 날짜 ⋯⋯⋯⋯⋯			
3주차 날짜 ⋯⋯⋯⋯⋯			

조용한 활동메뉴

취침 전 활동	조용한 정도의 평가	조용한 활동 메뉴	시간
저녁 식사 시간과 수면 시간 사이에 자녀가 할 수 있는 활동을 최대한 많이 나열합니다.	각 활동에 대해 '조용한 등급'을 매깁니다. 1은 매우 조용하고 편안하며 10은 매우 자극적인 활동입니다.	당신이 '조용한' 활동이라고 동의하는 모든 활동을 나열합니다.	자녀가 각 활동을 할 수 있는 시간대를 알려줍니다.(저녁 식사와 취침 시간 사이).

감정이 몸에서 어떻게 느껴지나요?

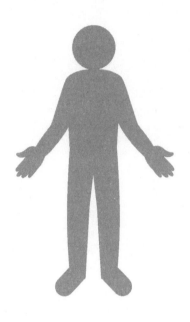

Challenging Worry Thoughts

걱정거리	얼마나 사실이라고 생각하는가	지지 증거	반대 증거	이제는 얼마나 사실이라고 생각하는가	균형 잡힌 생각

감정 평가:
감정 온도계

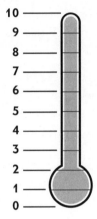

노출 사다리

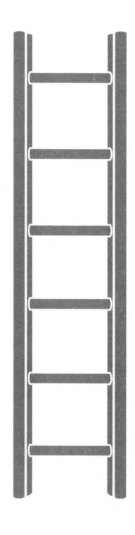

감사의 글

이 책에서 참고문헌을 제시했지만, 우리가 제시하는 전략들은 아동 수면과 불안 분야 여러 연구자와 임상가들의 작업에서 영감을 받았습니다. 이 책은 특히 Leon Lack, Helen Wright, Cathy Creswell, Jennifer Hudson, Ron Rapee, Avi Sadeh, 그리고 Mary Carskadon의 작업에 영향을 받았습니다. Polly Waite와 Andrew McAleer에게 이 책 초고에 대한 소중한 피드백을 제공해준 것에 대해 감사드립니다. 플린더스 대학 아동 및 청소년 수면 클리닉의 많은 수련생 및 임상 심리학자들이 이 책에서 제시된 개입의 기초를 이룬 연구 프로젝트에 기여했습니다. 지난 10년간 Sarah Paine, Erin Leahy, Sarah Watherston, Neralie Cain, 그리고 Emma Hunt에게 다양한 프로젝트와 수십명의 수면 치료사 및 관리 직원들을 이끌어간 것에 대해 감사의 인사를 전합니다. 또한, 이 책의 초고 작성 과정 및 많은 새벽/늦은 밤 다양한 지역/시간대에 걸쳐 대화하고 의사소통에 대한 우리 가족들의 인내와 이해에 감사드립니다. 레이첼은 특히 Simon, Oliver, Charlotte, Harrison, 그리고 Alex에게 감사를 표합니다. 마이클은 Amy,

Nathaniel, Ethan, 그리고 Rossi에게 감사 말씀을 전합니다. 마지막으로, 우리가 수년간 우리에가 많은 것을 가르쳐준 우리와 작업한 모든 가족들에게 감사드립니다.

색인

국문 찾아보기

ㅁ

ㅂ

ㅅ

영문 찾아보기